INDICE

INTRODUCCIÓN

En un mundo obsesionado con la juventud y la belleza eterna, cada vez más personas buscan descubrir los secretos de una vida larga y saludable. En este libro, exploraremos el fascinante concepto de las Zonas Azules, áreas geográficas donde las personas viven notablemente más tiempo que el promedio global.

Sumergiéndonos en el estudio de las Zonas Azules y las comunidades que las habitan, desentrañaremos los misterios detrás de su longevidad. Descubriremos los factores clave que contribuyen a su salud y bienestar, desde la alimentación y la actividad física hasta la mentalidad y las relaciones sociales.

A lo largo de estas páginas, te guiaré en un viaje de autodescubrimiento y transformación. Te proporcionaré valiosas herramientas y estrategias respaldadas por la ciencia, así como inspiradoras historias de personas reales que han encontrado el camino hacia una vida plena y duradera.

Prepárate para desafiar tus creencias y adoptar un enfoque holístico hacia tu bienestar. Con este libro, aprenderás a aplicar los secretos de las Zonas Azules en tu propia vida, independientemente de tu edad o circunstancias actuales. ¿Estás listo para comenzar este viaje hacia una vida de 100 años? ¡Acompáñame en este apasionante recorrido!"

CAPÍTULO 1: LOS SECRETOS DE LAS ZONAS AZULES

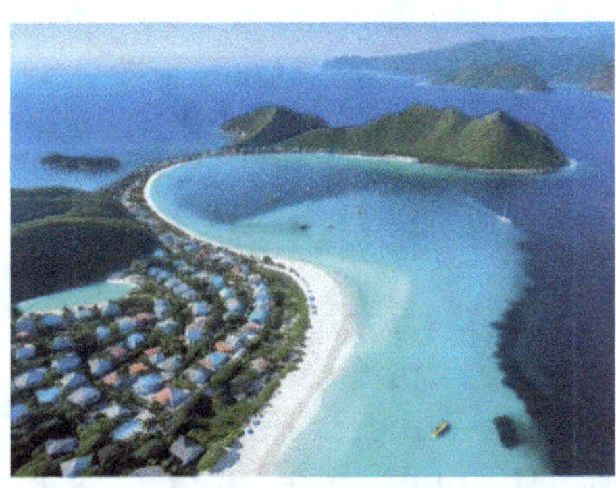

En el primer capítulo de nuestro viaje hacia una vida de 100 años, nos adentraremos en **el fascinante mundo de las Zonas Azules**. Descubriremos qué son exactamente y qué características hacen que estas áreas geográficas sean únicas en términos de longevidad.

Las Zonas Azules son regiones del mundo donde las personas viven no solo más tiempo, sino también con una mejor calidad de vida. Estas áreas, que incluyen lugares como **Okinawa en Japón, Nicoya en Costa Rica, Cerdeña en Italia, Icaria en Gracia y Loma linda en California**, han capturado la atención de científicos y expertos en salud debido a su alta concentración de personas centenarias y su bajo índice de enfermedades crónicas.

Estas zonas se tiñen de azul de manera coincidente cuando sus pobladores de ochenta, noventa o cien años gozan de los siguientes factores que fortalecen su condición: buena salud física y mental, el apego a una tradición alimentaria, una sólida fe y espiritualidad, mucho apoyo y respeto de una red familiar, la actividad física reflejada en una movilidad constante y contar con un propósito de vida o razón de ser.

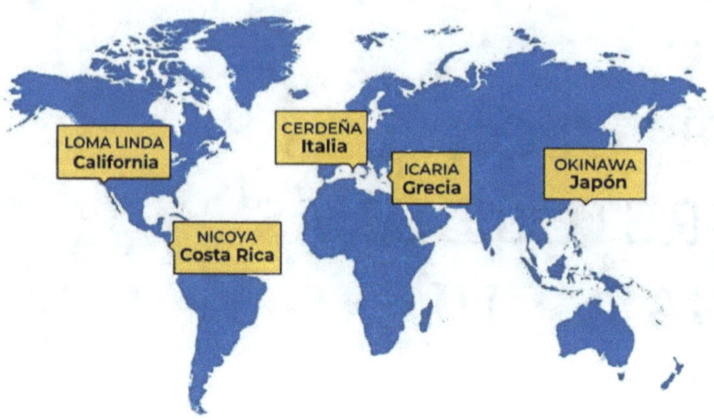

En este capítulo, exploraremos los factores comunes que se han identificado en estas Zonas Azules. Desde la dieta y el estilo de vida hasta los aspectos culturales y sociales, descubriremos cómo estas comunidades han logrado alcanzar una longevidad envidiable.

Además, nos sumergiremos en las investigaciones científicas que se han llevado a cabo en estas áreas para comprender mejor los secretos detrás de su longevidad. Estudiaremos los hábitos de vida de las personas centenarias y cómo estos pueden ser aplicados en nuestra propia vida.

A lo largo de este capítulo, te invito a reflexionar sobre tu propia forma de vida y cómo puedes incorporar los principios de las Zonas Azules en tu día a día. Descubrirás cómo pequeños cambios en tu estilo de vida y enfoque pueden marcar una gran diferencia en tu salud y bienestar a largo plazo.

¡Prepárate para adentrarte en el fascinante mundo de las Zonas Azules y descubrir los secretos para vivir una vida plena y duradera!

<u>Okinawa (Japón):</u> Según un profesor de salud pública, en la isla de Okinawa se alimentan con una dieta que reduce la inflamación en el cuerpo y, por ende, tiene efectos positivos en la longevidad.

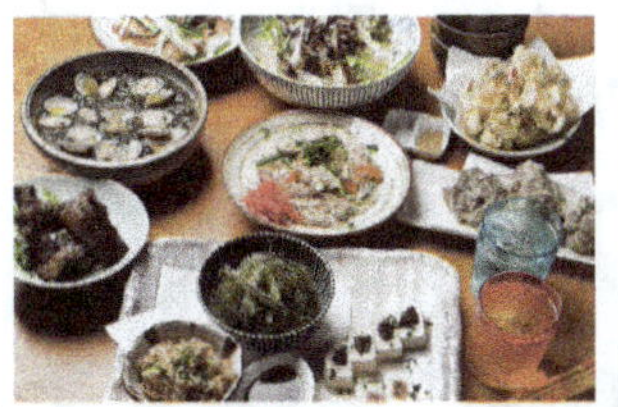 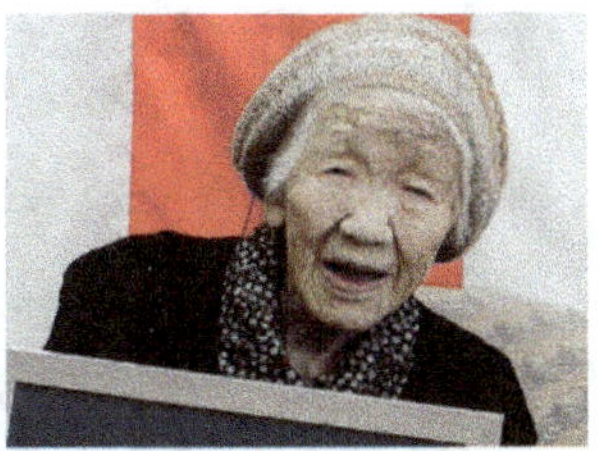

Dime qué comes y te diré...
¿Cuántos años vivirás? La isla de Okinawa, en Japón, está bajo la mirada de la ciencia, después de que su población se registrara como una de las más longevas del mundo: la mayoría llega a superar los 90 años e, incluso, muchos superan el umbral de los 100.

Pero, ¿cuál es su secreto? Según el profesor de salud pública y gerontología de la Universidad Internacional de Okinawa, Craig Willcox, **la alta esperanza de vida y salud de los habitantes de esta isla se debe a la vida social, genética y, en gran parte, a la alimentación.**

Qué Alimentos Comen Las Personas Más Longevas De Okinawa

Según Willcox, **los alimentos que se consumen en la isla de Okinawa tienen propiedades que reducen la inflamación en el cuerpo y tienen efectos antiedad.**

Entre ellos, están: *el pescado (que se come al menos tres veces por semana), mínimo cinco porciones de frutas y verduras al día, camote (patata dulce), melón y algas marinas.*

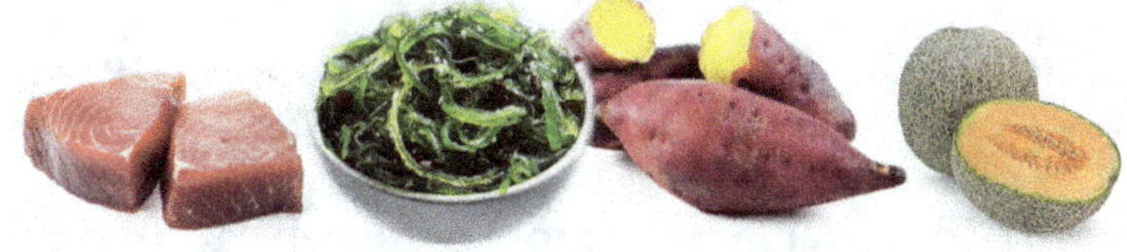

Y aunque el arroz suele ser un ingrediente infaltable en la comida japonesa, los habitantes de Okinawa lo consumen muy poco. **Prefieren reemplazarlo por más vegetales y alimentos hechos a base de soja.**

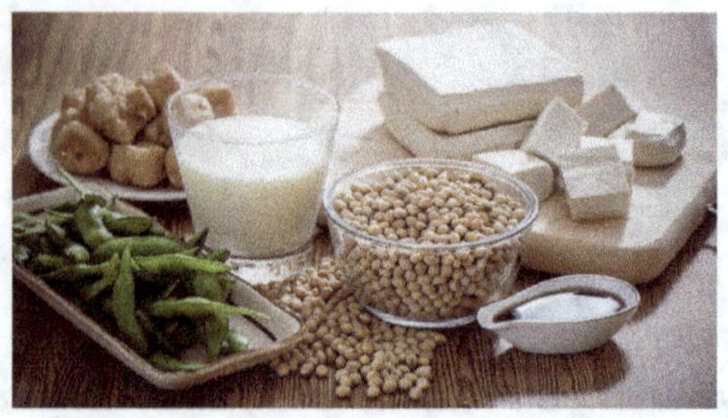

Evitan alimentarse con productos animales, como lácteos, huevos, carne de vacuno y aves, así como la comida ultraprocesada.

Por ende, la dieta de estos habitantes que los lleva a tener más longevidad, muy por encima de otras zonas del mundo, **es baja en calorías, con un alto contenido de carbohidratos, pero con una muy buena cantidad de proteína y grasas saludables.**

Además, **la alimentación suele ser "consciente", es decir, poner atención al pensamiento, emociones y sensaciones que se tiene antes, durante y después de la comida.**

Y, **para complementar, los ciudadanos de la isla realizan actividad física en la vida cotidiana, acompañados de un entorno, en su mayoría, relajado:** el clima suele ser subtropical con inviernos suaves, y los habitantes suelen tener una actitud flexible y relajada, lo que les ayuda a reducir el estrés, un factor importante a la hora de tener una mayor esperanza de vida.

Los Habitantes De Okinawa Tienen Una Red De Apoyo «Moai»

Todo el mundo aprecia el hombro de un amigo en el que apoyarse, pero esta idea está especialmente arraigada en la sociedad de Okinawa, conocidas como moai.

Los habitantes de Okinawa desarrollan fuertes redes de apoyo

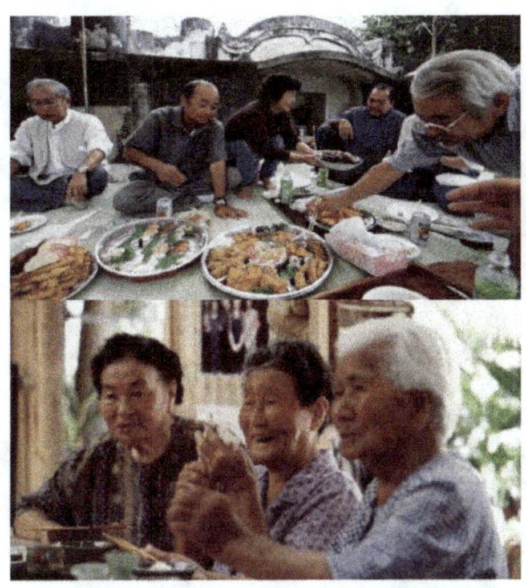

social que duran desde la infancia hasta sus últimos años. **Estos grupos familiares de amigos y compañeros se reúnen periódicamente para hablar de sus necesidades y se reúnen cuando un miembro del moai necesita una ayuda extra.**

El término ha perdurado durante cientos de años y se utilizó por primera vez para describir cómo un pueblo podía utilizar colectivamente sus recursos económicos para mejorar la comunidad para todos. Ahora, **el término se ha convertido en parte del tejido social y los habitantes de la isla son conocidos por su fuerte sentido de comunidad y su voluntad de ayudar a los demás.**

Los ideales en los que se basan los moai garantizan que los residentes de mayor edad de Okinawa cuenten con una red de seguridad fiable que les sirva de apoyo en los momentos difíciles. Este ambiente contribuye a una sensación de armonía y tranquilidad en toda la isla. Mientras tanto, **esta arraigada conexión social asegura que casi todo el mundo tiene un amigo cercano con el que charlar.**

«Ikigai» Asegura Que Todos Tengan Un Propósito De Vida

La filosofía «ikigai» se remonta al antiguo periodo Heian, pero su popularidad ha crecido rápidamente fuera de Japón en la última década. Aunque el concepto es algo difícil de precisar, **implica la práctica de la autoaceptación y aprender a vivir en el momento.** Como explica Dan Buettner, fundador de Blue Zones: *"En Okinawa, ni siquiera existe una palabra para referirse a la jubilación. En cambio, existe el "ikigai", que esencialmente significa "la razón por la* *que te levantas por la mañana".*

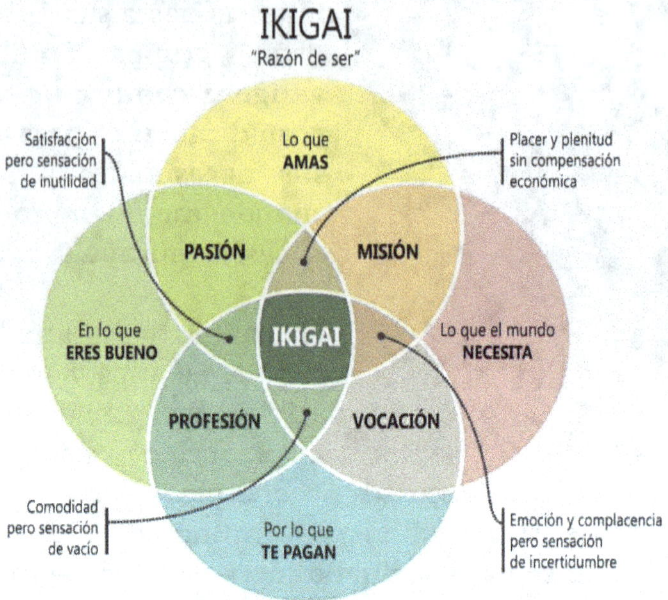

Como una de las principales razones por las que los investigadores creen que los habitantes de Okinawa viven tanto tiempo, **tener una razón para levantarse de la cama (aunque sea algo pequeño) es tan importante como comer sano y hacer ejercicio.** De hecho, un estudio de 2008 en el que participaron 43 000 japoneses descubrió que los participantes que practicaban el ikigai experimentaban una menor probabilidad de desarrollar enfermedades cardiovasculares y una menor tasa de mortalidad.

Al apreciar los sencillos placeres cotidianos y mantener el sentido de la responsabilidad para mantener la mente y el cuerpo activos, los habitantes de Okinawa obtienen una gran satisfacción al tener un propósito en la vida.

La Jardinería Es Una Forma De Vida En Okinawa

Como Okinawa tiene temperaturas cálidas durante todo el año y un sinfín de plantas autóctonas, tiene mucho sentido que muchos

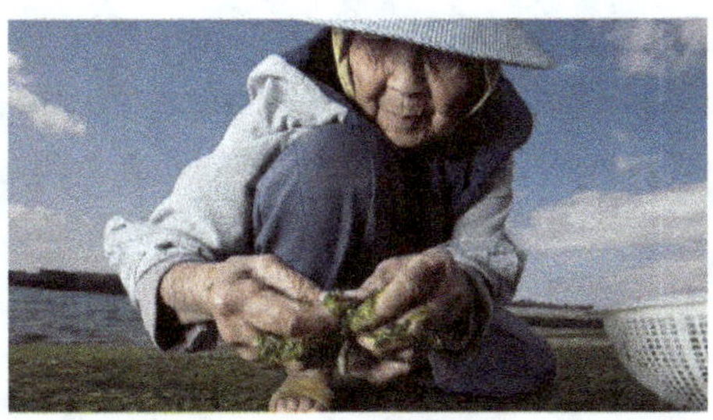

lugareños mantengan sus jardines hasta bien entrada la tercera edad. Sin embargo, esta relajada actividad tiene un propósito mucho mayor que el de embellecer las casas de toda la isla. **La jardinería es una forma genial de hacer ejercicio de bajo impacto, que garantiza a los habitantes de Okinawa una amplia gama de actividades para conservar la movilidad y la flexibilidad a medida que envejecen.**

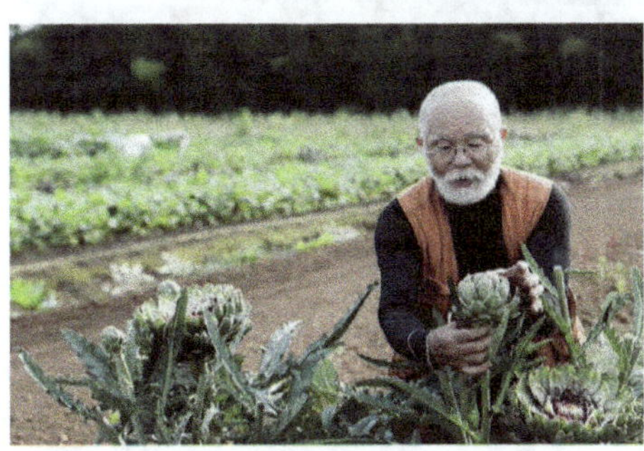

Además de los beneficios físicos de la jardinería, esta actividad encaja perfectamente en el concepto de ikigai. En lugar de dejarse llevar por el trabajo o por algún otro tipo de tarea estresante, **levantarse por la mañana para cuidar del jardín** suena como el tipo de existencia relajante que podría llevarte a llegar a vivir cien años.

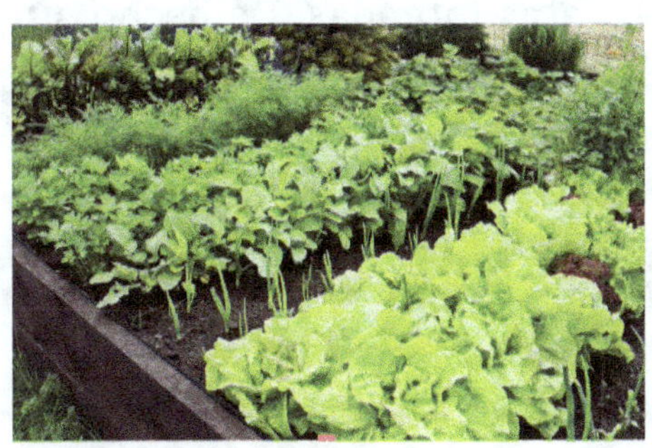

Mientras paseas por Okinawa, no tendrás que explorar mucho para encontrarte con jardines impresionantes. **Entre la vegetación también hay una gran variedad de verduras, lo que garantiza que los lugareños disfrutan de una dieta llena de ingredientes frescos.**

La Dieta Tradicional De Okinawa Es De Granja A Mesa

Teniendo en cuenta la longevidad de los habitantes de Okinawa, no es de extrañar que lleven una dieta más nutritiva que la mayoría. Aunque no es totalmente vegana, **la dieta tradicional de Okinawa se compone en un 90 % de alimentos vegetales, como frutas, verduras, frutos secos y cereales.** Además, los habitantes de Okinawa tienden a consumir sólo una pequeña cantidad de pescado, carne, lácteos y huevos a lo largo del año.

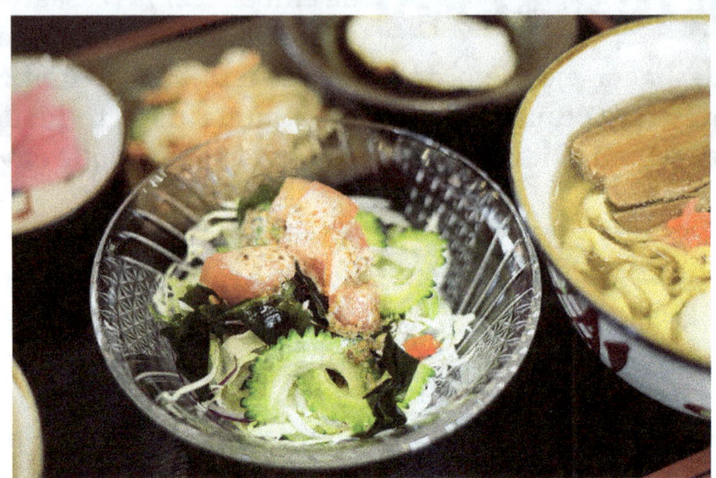

Uno de los rasgos más característicos de la dieta de Okinawa es una menor cantidad de arroz en comparación con otras partes de Japón. En vez de eso, los habitantes de Okinawa dotan a sus platos de un alto valor nutritivo y pocas calorías basando muchas comidas en las sabrosas batatas moradas. De hecho, **un okinawense típico consume un 70 % menos de azúcar que el japonés medio.**

La comida de Okinawa se considera sumamente rica en antioxidantes y cualidades antiinflamatorias y muchos de los ingredientes utilizados en estas deliciosas comidas se cultivan en los huertos del jardín. Además del sabor amargo del goya y de la fruta maravillosamente cítrica conocida como shikuwasa, los visitantes también encontrarán variedades de algas como el kombu y el mozuku en varios platos que no te puedes perder.

Los Lugareños Encuentran El Equilibrio Nutricional Con El «Hara Hachi Bu»

La práctica del «hara hachi bu» es otro factor que no puede ignorarse. Esta expresión inspirada en las ideas de Confucio **es un recordatorio claro para que las personas dejen de comer cuando se sientan llenas en un 80 %, lo que conduce a un enfoque más consciente que evita que se coma en exceso.**

Aunque el hara hachi bu pueda parecer un concepto básico, en realidad está respaldado por investigaciones que han descubierto que **nuestro cerebro tarda unos 20 minutos en comunicarse con el estómago. Al reducir la velocidad con la que comen, los habitantes de Okinawa se aseguran de comer solo lo necesario para sentirse satisfechos.**

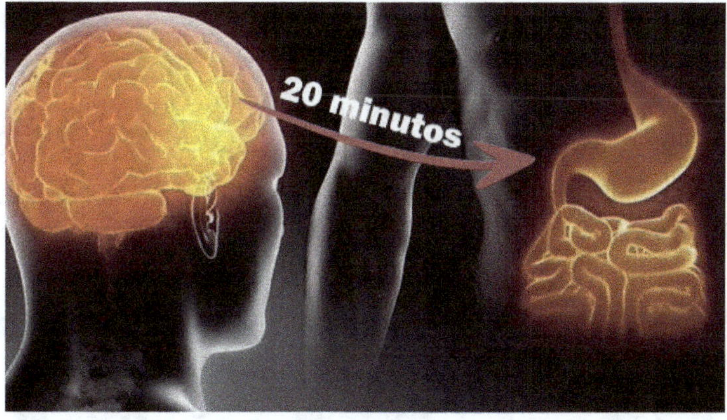

Hay que reducir la velocidad con la que se come ya que nuestro cerebro tarda unos 20 minutos en comunicarse con el estómago.

Dado que **el adulto medio de la isla consume menos de 2000 calorías de alimentos ricos en nutrientes al día**, el estilo de vida activo de los habitantes de Okinawa hace que esta ingesta razonable se destine al ejercicio y a socializar bajo el sol.

Nicoya (Costa Rica)

En una de sus visitas más recientes de Buettner a Costa Rica, definió las Zonas Azules como "un concepto del estilo de vida y el medio ambiente que produce longevidad. Son lugares donde las personas se trasladan caminando más que en carro, comen más plantas que carne, en una dieta que incluye frijoles, o granos como maíz, donde la familia es su razón de ser y es lo número uno. Tienen formas sencillas de tranquilizarse, así como grupos de amigos con los que comparten hábitos saludables".

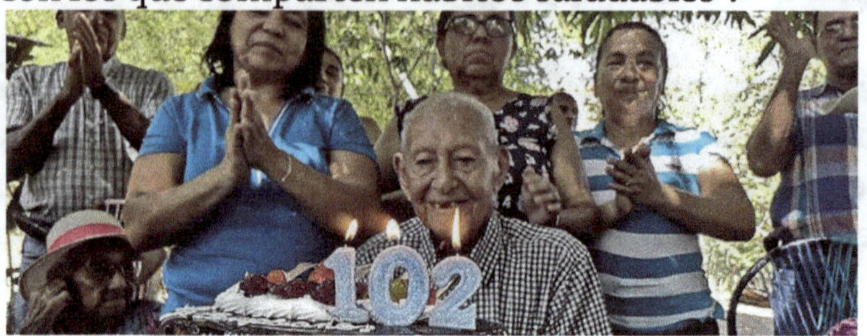

Según estudios del demógrafo costarricense, el Dr. Luis Rosero, del Centro Centroamericano de Población (CCP) de la Universidad de Costa Rica, **la concentración de habitantes mayores de 90 años, con longevidad saludable en la Península de Nicoya es única en el mundo, y la mortalidad de dicha población es 10% más baja en comparación con otras habitantes de edad similar en el resto del país.** Según datos recientes la población de nonagenarios es de 865 habitantes (a partir del corte del 31 de mayo pasado) lo que prevé que Nicoya seguirá teñida de azul por un largo tiempo.

En el caso de aquellos longevos que han pasado la meta de más de 100 años, se contabilizan actualmente 41 y nueve personas que serán centenarias antes de noviembre, repartidos en los cinco cantones de la península.

¿Qué Comen En Nicoya Costa Rica?

Una comida típica en la península de Nicoya consiste en *frijoles negros; arroz blanco; plátanos; otras frutas y vegetales; pequeñas cantidades de huevos, lácteos y carne; y tortillas de maíz caseras.* Todos estos alimentos se cultivan localmente y son recién preparados.

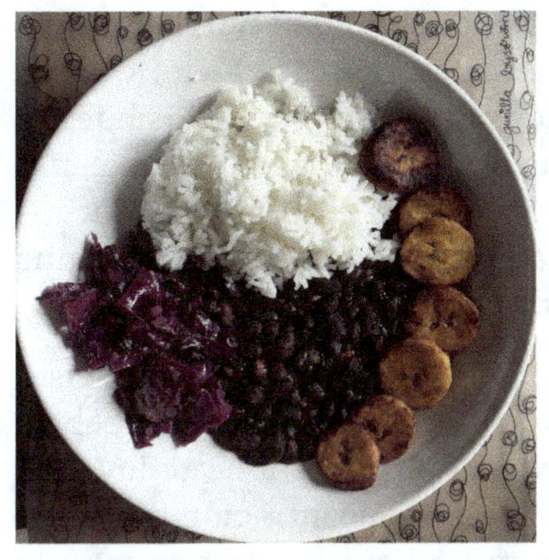

Los frijoles negros y el arroz forman una proteína completa y suministran los aminoácidos que necesita el cuerpo humano.

La variedad de frutas y verduras locales, como bananos, plátanos, papaya, calabaza, maíz, el uso de quelites, culantro de coyote y pejibaye, ofrece carbohidratos, potasio, fibra, vitaminas y minerales.

<u>El consumo de maíz es clave de la longevidad de dicha población, y entre sus características se destacan:</u>

Su **alto aporte de fibra la cual mejora el proceso de digestivo y ayuda a la salud intestinal mejorando el proceso de evacuación; y del hígado, incrementando las enzimas antioxidantes y desintoxicantes de este órgano depurador.** Además, un adecuado consumo de fibra se relaciona prevención y mejora en las enfermedades cardiovasculares (hipertensión arterial), reducción del colesterol, control de la diabetes y control de peso corporal.

Posee características de agente anti mutagénico, gracias a su alto contenido de antocianinas y flavonoides que actúan como antioxidantes naturales y anticancerígenos.

Es vitaminas del complejo B y vitamina C, sustancias que ayudan a neutralizar los radicales libres.

El consumo de maíz con proceso de nixtamalización, técnica tradicional de elaboración que consiste en una cocción alcalina que comienza cuando se cuece el grano de maíz con cal (cal al 1% a una proporción de maíz) durante 40 a 90 minutos. Una vez cocida se deja en reposo en el agua de cocción de 8 a 18 horas, para que los granos se suavicen y aflojen la cáscara. Finalmente se muele el nixtamal en molino o metate para obtener la masa. El proceso de nixtamalización incrementa la calidad nutricional del grano al aumentar la disponibilidad de proteínas y calcio, lo cual a su vez ayuda a la salud de los tejidos musculares y de los huesos; aunado al trabajo de campo característico de nuestros indígenas y campesinos de antaño. Todo lo anterior disminuye reduce el riesgo de osteoporosis enfermedad que se manifiesta como una fragilidad de los huesos por pérdida de masa del sistema óseo.

Pero no solo lo que comen es lo que ayuda a estos costarricenses a vivir vidas tan largas y saludables; también ayuda lo que beben. El agua de la península de Nicoya es la más dura de todo Costa Rica, lo que significa que tiene la mayor concentración de calcio. Un consumo adecuado de calcio en la dieta ayuda a mantener la función de los nervios, músculos y huesos a medida que envejecemos.

Para disfrutar de los beneficios de la dieta de la zona azul, sigue lo que hacen los nicoyanos y visita los mercados locales de agricultores, que se pueden encontrar en la plaza central de cada ciudad los fines de semana, o disfruta de comida sana y casera, mínimamente procesada. Volver a nuestras raíces puede ser la clave de una vida longeva y saludable.

Estilo De Vida En Las Zonas Azules

El estilo de vida en las Zonas Azules se caracteriza por **la incorporación de la actividad física diaria de forma natural en las rutinas cotidianas. Los habitantes de estas regiones suelen caminar largas distancias, trabajar en actividades agrícolas y realizar tareas domésticas que implican movimiento constante.** Esta actividad física regular contribuye significativamente a su salud cardiovascular, fortaleza muscular y flexibilidad, lo que a su vez les permite mantener una buena calidad de vida a medida que envejecen.

Además, otro aspecto destacado del estilo de vida en las Zonas Azules es la gestión del estrés. Las comunidades longevas tienden a tener mecanismos naturales para lidiar con el estrés, como la meditación, la práctica de actividades relajantes y el apoyo social. Estas prácticas contribuyen a la reducción de los niveles de cortisol, la hormona del estrés, lo que a su vez tiene un impacto positivo en la salud cardiovascular y en la longevidad.

Por último, la importancia de mantener un propósito en la vida es otro componente clave del estilo de vida en las Zonas Azules. **Los habitantes de estas regiones suelen tener fuertes lazos familiares y comunitarios, así como roles sociales activos que les brindan un sentido de pertenencia y significado.** Este compromiso con un propósito vital se ha asociado con una mayor longevidad y bienestar emocional.

Factores Culturales De Longevidad

Los factores culturales en las Zonas Azules desempeñan un papel fundamental en la longevidad de sus habitantes. **La importancia de la familia y la comunidad como redes de apoyo social es un aspecto destacado en estas culturas. La interacción social activa, el cuidado mutuo y el sentido de pertenencia a una comunidad** cohesionada contribuyen significativamente a la salud emocional y al bienestar general de las personas en estas regiones.

Además, la preservación de tradiciones y rituales ancestrales en las Zonas Azules también ha demostrado tener un impacto positivo en la longevidad. Estas prácticas culturales no solo promueven la conexión con la historia y la identidad de la comunidad, sino que también brindan un sentido de estabilidad y continuidad que se refleja en la salud física y emocional de sus habitantes.

La actitud hacia el envejecimiento y la valoración de la sabiduría acumulada a lo largo de los años son aspectos culturales que fomentan un envejecimiento saludable y una mayor longevidad en las Zonas Azules. En estas comunidades, **el envejecimiento se percibe como una etapa de la vida llena de significado y oportunidades para contribuir al bienestar colectivo, lo que se**

traduce en una actitud positiva hacia la vejez y en una mayor calidad de vida en las edades avanzadas.

Actividad Física Y Mental En Las Zonas Azules

En las Zonas Azules, la actividad física es una parte integral de la vida diaria de los habitantes. Estas comunidades longevas a menudo no siguen un régimen de ejercicio formal, pero **incorporan la actividad física de forma natural en sus rutinas diarias.** Por ejemplo, **caminar largas distancias para realizar las tareas diarias, trabajar en la agricultura, o participar en actividades al aire libre son prácticas comunes.** Esta constante actividad física contribuye a mantener la salud cardiovascular, fortaleza muscular y flexibilidad, aspectos fundamentales para una vida larga y saludable.

Además, la estimulación mental es otra característica importante en las Zonas Azules. Los habitantes de estas comunidades **suelen mantenerse mentalmente activos a lo largo de sus vidas, ya sea a través de la participación en juegos de mesa, la narración de historias, la resolución de problemas cotidianos o el aprendizaje de nuevas habilidades.** Esta combinación de actividad física y mental no solo promueve la longevidad, sino que también contribuye a la sensación de propósito y bienestar en la vida diaria.

Las Zonas Azules destacan por la presencia constante de actividad física incorporada naturalmente en las rutinas diarias, así como por la estimulación mental continua a lo largo de la vida. Estos aspectos juegan un papel crucial en el mantenimiento de la salud física y mental de sus habitantes, contribuyendo a su longevidad y calidad de vida.

Secretos De Longevidad En Las Zonas Azules

Las Zonas Azules han despertado un gran interés debido a la notable longevidad de sus habitantes. Sin embargo, existen mitos y realidades que es importante considerar al estudiar este fenómeno.

Uno de los mitos más comunes es que la longevidad en las Zonas Azules se debe únicamente a la genética. Si bien es cierto que la genética puede desempeñar un papel importante, numerosos estudios han demostrado que el entorno y el estilo de vida también son factores cruciales. Estas comunidades suelen tener hábitos de vida saludables, **una dieta rica en alimentos frescos y naturales, así como una fuerte red de apoyo social.** Por otro lado, un mito que se debe desmitificar es que las Zonas Azules son lugares mágicos donde las personas nunca se enferman. Aunque la longevidad sea notable, los residentes de estas zonas también enfrentan desafíos de salud, pero su enfoque en la prevención y el cuidado les permite mantener una buena calidad de vida durante más tiempo.

Es fundamental comprender que la longevidad en las Zonas Azules es el resultado de una combinación de factores, y no simplemente de un único elemento como la genética o el entorno. Esta comprensión más completa nos permite aprender lecciones valiosas que pueden aplicarse en otros contextos.

Lecciones Aprendidas De Las Zonas Azules

Las Zonas Azules han proporcionado lecciones significativas que pueden ser adoptadas para promover la longevidad y el bienestar en otros lugares. Una de las lecciones más importantes es **la importancia de una dieta basada en plantas, rica en frutas, verduras, granos enteros y legumbres.** En estas comunidades, el consumo de carne es limitado y reservado para ocasiones especiales, lo que coincide con las recomendaciones de numerosos estudios sobre los beneficios para la salud de una dieta predominantemente vegetariana. Además, la actividad física constante es otro pilar de la longevidad en las Zonas Azules. Los habitantes suelen realizar actividades cotidianas que implican movimiento, como caminar, trabajar en el campo o realizar tareas domésticas, lo que les permite mantenerse activos a lo largo de sus vidas.

Otro aspecto fundamental es la importancia de mantener conexiones sociales sólidas. En las Zonas Azules, **las relaciones comunitarias son prioritarias, y se valora el apoyo mutuo, la pertenencia a grupos sociales y la participación en actividades compartidas.** Este sentido de comunidad y pertenencia ha demostrado tener un impacto significativo en la salud y la longevidad, lo que resalta la importancia de no solo cuidar el cuerpo, sino también el bienestar emocional y social.

Las lecciones aprendidas de las Zonas Azules nos muestran que la dieta, la actividad física y las conexiones sociales son factores críticos para una vida larga y saludable. Al incorporar estos principios en nuestra vida diaria, es posible mejorar nuestra calidad de vida y aumentar nuestra longevidad.

Consejos Prácticos Para Aplicar En La Vida Diaria

Basándonos en las lecciones de las Zonas Azules, existen varios consejos prácticos que podemos aplicar en nuestra vida diaria para fomentar una mayor longevidad y bienestar. En primer lugar, **es recomendable priorizar una dieta basada en plantas, incluyendo una amplia variedad de frutas, verduras, granos enteros y legumbres, y reducir el consumo de alimentos procesados y carnes rojas. La actividad física regular también es fundamental, por lo que se recomienda buscar oportunidades para moverse a lo largo del día, ya sea a través de caminatas, jardinería o prácticas deportivas.** Finalmente, mantener y fortalecer nuestras relaciones sociales es esencial, por lo que dedicar tiempo a conectar con amigos, familiares y la comunidad puede tener un impacto significativo en nuestra salud y longevidad.

Adopción De Prácticas De Las Zonas Azules En Diferentes

Culturas

Las Zonas Azules son regiones reconocidas por tener una alta concentración de personas que superan los 100 años de edad, lo que ha despertado un gran interés en la adopción de sus prácticas de vida en diferentes culturas alrededor del mundo. Estas comunidades longevas comparten hábitos y estilos de vida que han demostrado contribuir a su longevidad, como una dieta basada en alimentos naturales, actividad física regular, un fuerte sentido de comunidad y pertenencia, y la gestión efectiva del estrés.

En Japón, por ejemplo, la isla de Okinawa ha llamado la atención por su alta proporción de centenarios, lo que ha llevado a **la adopción de su dieta rica en vegetales, pescado y tofu en otras partes de Japón e incluso en otros países.** En Estados Unidos, comunidades como Loma Linda en California han influenciado a sus habitantes a seguir una dieta vegetariana y a mantener un enfoque en el bienestar emocional y espiritual.

La popularidad de las Zonas Azules ha llevado a la difusión global de sus prácticas, inspirando a personas de diferentes culturas a reconsiderar su enfoque hacia la salud y el envejecimiento, y a adoptar hábitos más beneficiosos para una vida más larga y saludable.

Investigaciones Científicas Y Avances En Longevidad Inspirados En Las Zonas Azules

El fenómeno de las Zonas Azules ha capturado el interés de la comunidad científica, llevando a investigaciones exhaustivas para comprender los factores que contribuyen a la longevidad de estas regiones. Estos estudios han revelado conexiones entre la dieta, el ejercicio, las relaciones sociales y la longevidad, lo que ha inspirado avances significativos en el campo de la longevidad y la salud.

Investigadores han identificado ciertos alimentos presentes en las dietas de las Zonas Azules que tienen efectos positivos en la salud, como el consumo regular de legumbres, verduras de hojas verdes, frutas frescas y frutos secos. Estos hallazgos han llevado al desarrollo de dietas y suplementos nutricionales basados en los patrones observados en las Zonas Azules, con el objetivo de promover la longevidad y el bienestar en otras poblaciones.

Además, los avances en la investigación sobre el impacto de la actividad física en la longevidad, así como la importancia de mantener conexiones sociales fuertes, han sido impulsados por el estudio de las comunidades de las Zonas Azules, lo que ha llevado a la promoción de estilos de vida más activos y socialmente conectados en todo el mundo.

Desafíos Y Oportunidades Para La Implementación De Estos Conocimientos

A pesar de los beneficios evidentes de adoptar prácticas inspiradas en las Zonas Azules, existen desafíos significativos para su implementación a escala global. La diversidad cultural, los hábitos arraigados y las diferencias en el acceso a recursos y alimentos representan obstáculos para la adopción generalizada de estos conocimientos.

Sin embargo, la creciente conciencia sobre las Zonas Azules ha creado oportunidades para la educación y la promoción de estilos de vida más saludables en diversas comunidades. Programas de bienestar inspirados en las prácticas de las Zonas Azules están siendo implementados en diferentes regiones, brindando a las personas acceso a información y recursos que les permiten integrar hábitos beneficiosos en sus vidas diarias.

Además, la colaboración entre gobiernos, organizaciones de salud y líderes comunitarios han abierto el camino para la creación de políticas y entornos que fomentan la adopción de prácticas saludables, lo que representa una oportunidad significativa para mejorar la calidad de vida y la longevidad en todo el mundo.

CAPÍTULO 2: LA IMPORTANCIA DE LA ALIMENTACIÓN

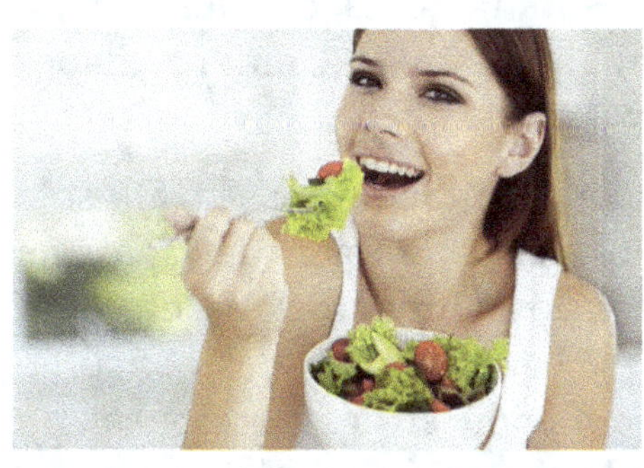

La importancia de la alimentación es fundamental para mantener una vida saludable y un bienestar general. Nuestra alimentación no solo nos proporciona los nutrientes necesarios para el funcionamiento óptimo de nuestro cuerpo, sino que también influye en nuestra energía, estado de ánimo y capacidad cognitiva.

Una alimentación equilibrada y nutritiva nos brinda los elementos necesarios para el crecimiento y desarrollo adecuado, fortalece nuestro sistema inmunológico y nos ayuda a prevenir enfermedades crónicas. Consumir una variedad de alimentos ricos en vitaminas, minerales, proteínas, carbohidratos y grasas saludables es esencial para mantener un buen estado de salud.

Una buena alimentación también tiene un impacto significativo en nuestra energía y rendimiento diario. Los alimentos que consumimos se convierten en combustible para nuestro cuerpo y nos proporcionan la energía necesaria para llevar a cabo nuestras actividades diarias. Una dieta equilibrada nos ayuda a mantenernos activos, productivos y enérgicos a lo largo del día.

Además, la alimentación adecuada tiene un efecto directo en nuestro estado de ánimo y salud mental. Algunos estudios han demostrado que ciertos nutrientes, como los ácidos grasos omega-3 y las vitaminas B, pueden tener un impacto positivo en la salud mental y ayudar a reducir los síntomas de la depresión y la ansiedad. Una alimentación saludable también promueve la producción de neurotransmisores importantes para el equilibrio emocional.

Otro aspecto importante de la alimentación es su papel en el mantenimiento de un peso saludable. Adoptar hábitos alimenticios equilibrados y moderados puede ayudar a prevenir el sobrepeso y la obesidad, que son factores de riesgo para diversas enfermedades, como la diabetes tipo 2, enfermedades cardíacas y algunos tipos de cáncer.

Es esencial destacar que una buena alimentación no se trata solo de los nutrientes que consumimos, sino también de la forma en que preparamos y consumimos los alimentos. **La elección de alimentos frescos y naturales**, la reducción del consumo de alimentos procesados y la moderación en las porciones son aspectos clave para mantener una alimentación saludable.

La alimentación desempeña un papel crucial en nuestra salud y bienestar general. Una dieta equilibrada y nutritiva nos proporciona los nutrientes necesarios para el funcionamiento adecuado de nuestro cuerpo, influye en nuestro estado de ánimo y energía, y nos ayuda a prevenir enfermedades. Adoptar hábitos alimenticios saludables es una inversión en nuestra salud a largo plazo y nos ayuda a disfrutar de una vida plena y activa.

¿Cómo Debe Ser Un Buen Desayuno?

Un desayuno reconfortable es el de los alimentos tipo A, que son carnes, quesos y huevos. Una dieta desde temprano balanceada en estos alimentos nos ayudan a que nuestro metabolismo no sea lento, sino mas bien que absorban estos nutrientes desde temprano.

Alimentos De Tipo A Y E:

-        Alimentos de tipo A se refieren a los que adelgazan y son amigos del metabolismo.

-        Alimentos de tipo E son los que engordan y son enemigos del metabolismo.

Nos enfocaremos en los alimentos de tipo A y la importancia de saber cuáles son, cómo usarlos y cuáles son las porciones correctas diarias.

Los alimentos de tipo A los llamamos así porque ayudan a adelgazar, y son amigos del metabolismo.

Su principal característica es que todos estos alimentos no alteran los niveles de glucosa y, por lo tanto, no generan más grasa corporal, pues no producen exceso de la hormona insulina.

Estos alimentos abarcan desde proteínas, vegetales, ciertas bebidas, nueces, grasas buenas e incluso algunas frutas.

A Continuación, Se Presenta La Lista Completa De Alimentos A:

Aves: Codorniz, Pollo, Pavo.

Carne de Cerdo: Chorizo, Pernil, Tocino, Chuleta, Carne molida de cerdo.

Carne de Res: Filete, Churrasco, Bistec, Hígado, Lomo, Lechón, Garrón, Carne molida de res.

Pescado: Chillo, Rodaballo, Bacalao, Capitán, Mero, Dorado, Tilapia, Salmón, Merluza, Sierra, Atún.

Mariscos: Carne de cangrejo, Camarones, Almejas, Pulpo, Calamares langosta, Mejillones, Ostras, Ostiones.

Quesos: Brie, Manchego, Muenster, Suizo, Cheddar, Edam,

Provolone, Ricotta, Gouda, Parmesano, Crema cheese, Crema light, Ricotta light, Feta, Mozarella, Queso blanco.

Lácteos: Leche de coco, Crema de leche, Yogurt griego, Leche de almendras.

Grasas: Aceite de ajonjolí, Mantequilla, Aceite de lino,   Aceite de aguacate, Aceite de aceitunas, Aceite de almendras, Aceite de coco.

Frutas: Manzana verde, Fresas.

Semillas: Nueces de macadamia, Semillas de calabaza,   Nueces, Semillas de girasol, Almendras, Pistachos,   Nuez de castillas, Avellanas.

Vegetales: Col , Apio, Brócoli, Espinacas, Lechuga, Berenjena, Pimientos, Aceitunas, Calabacín, Hongos,   Zanahorias, Chayote, Espárragos, Coles de Bruselas,   Aguacate, Pepinillos.

Condimentos: Sal, Extracto de vainilla, Albahaca, Mostaza, Laurel, Salvia, Romero, Ajo, Cilantro, Pimienta,   Vinagre de manzana, Menta, Tomillo, Orégano, Paprika.

CAPÍTULO 3: EL PODER DE LA ACTIVIDAD FÍSICA

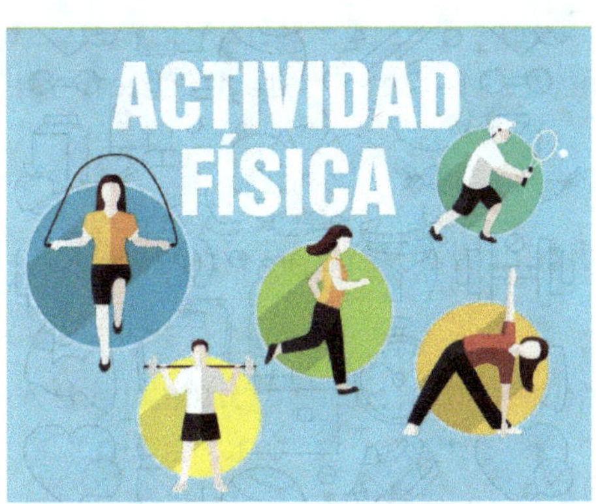

Aquí hay algunas formas en las que la actividad física regular puede ayudar a vivir una vida más larga y saludable:

Reduce el riesgo de enfermedades crónicas: El ejercicio ayuda a prevenir enfermedades como enfermedades cardíacas, accidentes cerebrovasculares, diabetes tipo 2, algunos tipos de cáncer y Alzheimer. Mantenerse activo reduce los factores de riesgo como la presión arterial alta, el colesterol alto y el sobrepeso.

Fortalece el sistema cardiovascular: El ejercicio aeróbico como caminar, correr, nadar o andar en bicicleta fortalece el corazón y mejora la circulación sanguínea. Un corazón fuerte bombea sangre de manera más eficiente.

Mantiene los músculos y huesos fuertes: El ejercicio de resistencia como levantamiento de pesas ayuda a construir y mantener masa muscular y densidad ósea, reduciendo el riesgo de osteoporosis y caídas.

Mejora la función cerebral: Mantenerse activo aumenta el flujo sanguíneo al cerebro y promueve la neurogénesis (formación de nuevas neuronas). Esto puede retrasar el deterioro cognitivo relacionado con la edad.

Reduce el estrés: El ejercicio libera endorfinas que mejoran el estado de ánimo y ayudan a manejar el estrés. El estrés crónico puede dañar el cuerpo y aumentar el riesgo de enfermedades.

Promueve un envejecimiento saludable: Las personas activas tienden a tener una mejor calidad de vida a medida que envejecen, con mayor independencia, movilidad y función cognitiva.

Para obtener los mayores beneficios, se recomienda hacer al menos 150 minutos de actividad aeróbica moderada o 75 minutos de actividad aeróbica vigorosa por semana, junto con ejercicios de fortalecimiento muscular dos veces por semana. Comenzar lentamente y aumentar gradualmente es clave para mantenerse activo de por vida.

¿Qué Tipo De Ejercicio Es Más Efectivo Para Vivir Más Tiempo?

No hay un tipo único de ejercicio que se considere el más efectivo para prolongar la vida. La clave es mantener una rutina de ejercicio variada e incorporar los siguientes tipos:

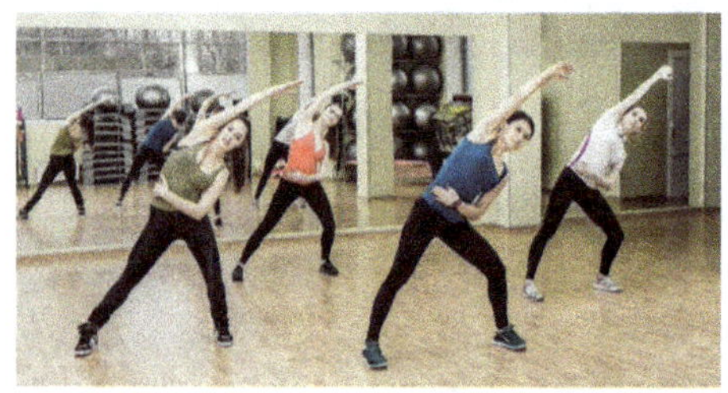

Ejercicio aeróbico: Actividades como caminar a paso rápido, correr, nadar, montar en bicicleta o bailar que aumentan el ritmo cardíaco y respiratorio son cruciales. El ejercicio aeróbico fortalece el sistema cardiovascular y pulmonar, quema calorías y reduce el riesgo de enfermedades cardíacas, accidentes cerebrovasculares, diabetes y algunos cánceres.

Entrenamiento de fuerza: Levantar pesas, hacer ejercicios con bandas elásticas o utilizar el propio peso corporal ayuda a construir y mantener masa muscular y densidad ósea a medida que envejecemos. Esto previene la sarcopenia (pérdida de músculo) y osteoporosis, reduciendo el riesgo de caídas y

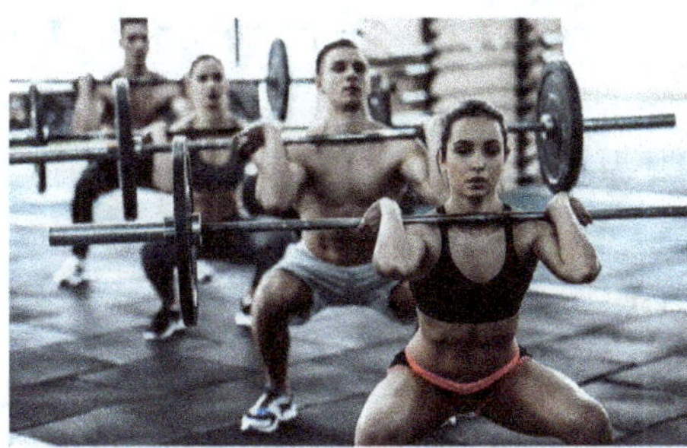

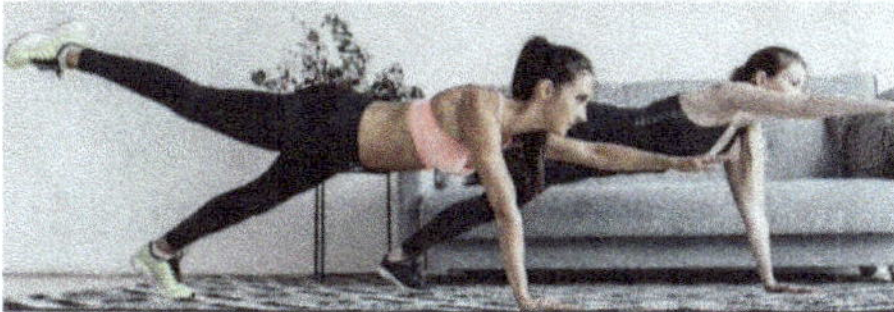

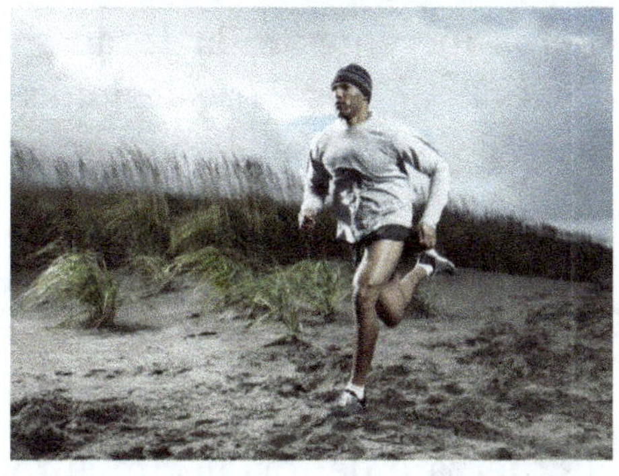

fracturas.

Ejercicios de equilibrio y flexibilidad: Practicar yoga, estiramientos, tai chi u otros ejercicios de equilibrio mejoran la movilidad, el rango de movimiento y la estabilidad a medida que envejecemos, previniendo caídas.

Ejercicio de intensidad vigorosa: Incluir sesiones periódicas de ejercicio intenso como correr, escalar, entrenamiento de circuito o ejercicios de intervalo ha demostrado tener mayores beneficios para la longevidad en comparación con solo ejercicio moderado.

¿Cuántas Veces A La Semana Se Recomienda Hacer Ejercicio Aeróbico?

Se recomienda realizar ejercicio aeróbico de intensidad moderada al menos 150 minutos a la semana, o 75 minutos de ejercicio aeróbico vigoroso a la semana, para obtener beneficios sustanciales para la salud.

Las pautas específicas de los principales organismos de salud son:

Organización Mundial de la Salud (OMS): 150-300 minutos de actividad aeróbica moderada o 75-150 minutos de actividad aeróbica vigorosa por semana.

Centros para el Control y la Prevención de Enfermedades (CDC) de EE.UU.: Al menos 150 minutos de actividad aeróbica de intensidad moderada cada semana.

American Heart Association: 150 minutos por semana de actividad aeróbica de intensidad moderada o 75 minutos por semana de actividad aeróbica vigorosa.

Idealmente, el ejercicio aeróbico se debe distribuir a lo largo de la semana, realizando al menos 30 minutos la mayoría de los días. Por ejemplo, 30 minutos de caminata rápida 5 días a la semana cumpliría con la recomendación.

Para obtener beneficios adicionales para la salud, como prevención de enfermedades crónicas y control de peso, se aconseja hasta 300 minutos de ejercicio aeróbico moderado o 150 minutos de ejercicio aeróbico vigoroso por semana.

Es importante comenzar gradualmente e incrementar la duración y frecuencia con el tiempo para reducir el riesgo de lesiones. Cualquier cantidad de ejercicio aeróbico es mejor que estar inactivo.

¿Cuántas Veces A La Semana Se Recomienda Hacer Ejercicio De Fuerza?

Se recomienda realizar ejercicios de fuerza o de fortalecimiento muscular al menos 2 veces por semana, según los principales organismos de salud.

Las pautas específicas son:

Organización Mundial de la Salud (OMS): Realizar actividades de fortalecimiento de los principales grupos musculares 2 o más días a la semana.

Centros para el Control y la Prevención de Enfermedades (CDC) de EE.UU.: Ejercicios de fortalecimiento muscular de moderada o alta intensidad que involucren todos los principales grupos musculares 2 o más días a la semana.

American Heart Association: Ejercicio de fortalecimiento muscular al menos 2 días por semana, además del entrenamiento aeróbico.

American College of Sports Medicine: Entrenamiento de fuerza de 2-3 días por semana utilizando un nivel de esfuerzo que permita de 8 a 12 repeticiones por grupo muscular principal.

El entrenamiento de fuerza es crucial para desarrollar y mantener masa muscular, fuerza ósea y una composición corporal saludable a medida que envejecemos. Esto ayuda a prevenir la pérdida de masa muscular (sarcopenia), la osteoporosis y las caídas.

Es recomendable dejar al menos un día de descanso entre las sesiones de fortalecimiento muscular para permitir la recuperación. También se aconseja trabajar los principales grupos musculares: piernas, caderas, espalda, abdomen, pecho, hombros y brazos.

El entrenamiento de fuerza se puede hacer con pesas, bandas elásticas, el propio peso corporal u otras formas de resistencia. Lo importante es desafiar gradualmente a los músculos.

¿Cuáles Son Los Beneficios Adicionales Del Entrenamiento De Fuerza Además De Prevenir La Pérdida De Masa Muscular?

Además de ayudar a prevenir la pérdida de masa muscular (sarcopenia) a medida que envejecemos, el entrenamiento de fuerza aporta varios beneficios adicionales importantes:

__Aumenta la fuerza y potencia muscular:__ El levantamiento de pesas y ejercicios de resistencia hacen que los músculos se fortalezcan, lo que mejora la capacidad funcional para realizar actividades diarias como subir escaleras, cargar objetos pesados, etc.

__Incrementa la densidad ósea:__ El estrés que ejerce el entrenamiento de fuerza sobre los huesos estimula la formación de más células óseas, reduciendo el riesgo de osteoporosis y fracturas.

__Mejora la composición corporal:__ Además de quemar calorías, el entrenamiento de fuerza aumenta el metabolismo basal al aumentar la masa muscular magra, lo que facilita el control del peso corporal.

Regula los niveles de azúcar en sangre: El ejercicio de fuerza mejora la sensibilidad a la insulina y ayuda a controlar los niveles de azúcar en sangre, previniendo la diabetes tipo 2.

Reduce el riesgo de lesiones: Músculos y huesos más fuertes protegen de esguinces, distensiones y caídas que pueden provocar lesiones graves.

Mejora el estado de ánimo y reduce el estrés: El entrenamiento de fuerza libera endorfinas que mejoran el bienestar emocional y alivian la ansiedad y el estrés.

Aumenta la confianza y calidad de vida: Ser más fuerte y capaz de realizar tareas con mayor facilidad mejora la independencia y sensación de bienestar.

En resumen, incorporar regularmente ejercicios de resistencia como parte de un estilo de vida activo es clave no solo para mantener la masa muscular, sino también para una serie de beneficios físicos y mentales que promueven un envejecimiento saludable.

¿Cuál Es La Mejor Manera De Incorporar El Entrenamiento De Fuerza En Mi Rutina Diaria?

Aquí hay algunas recomendaciones para incorporar efectivamente el entrenamiento de fuerza en tu rutina diaria:

Establece un horario regular: Elige dos o tres días a la semana no consecutivos para tus sesiones de entrenamiento de fuerza y resérvalo en tu calendario como una cita. La consistencia es clave.

Comienza lentamente: Si eres nuevo en el entrenamiento de fuerza, empieza con pesos livianos o simplemente usa tu propio peso corporal. Concéntrate en la técnica correcta antes de aumentar la resistencia.

Enfócate en los principales grupos musculares: Incluye ejercicios que trabajen piernas, espalda, pecho, hombros, brazos y abdomen para un entrenamiento completo.

Combina con ejercicio aeróbico: Puedes dividir tus días de entrenamiento, haciendo cardio un día y fuerza otro día, o combinarlos en la misma sesión.

Considera circuitos o entrenamiento de cuerpo completo: Los circuitos donde alternas ejercicios para diferentes grupos musculares son eficientes y queman más calorías.

Usa recordatorios: Coloca alertas en tu teléfono o coloca tus pesas/ bandas de resistencia donde las veas como recordatorio visual.

Busca un compañero: Entrenar con un amigo o familiar puede hacerlo más divertido y mantenerte motivado.

Varía tus rutinas: Cambia los ejercicios, pesos, cantidad de series/ repeticiones regularmente para evitar estancarte.

Comienza tu día con ejercicio: Muchas personas prefieren hacer ejercicio por la mañana antes de comenzar el día.

Aprovecha videos guiados: Sigue videos o aplicaciones de entrenamiento si necesitas estructura e instrucciones.

Lo más importante es encontrar un estilo de entrenamiento de fuerza que se adapte a tu estilo de vida y disfrutar de los beneficios de mantenerte activo a medida que envejeces.

¿Qué Beneficios Específicos Tiene El Entrenamiento De Fuerza A Medida Que Envejecemos?

El entrenamiento de fuerza aporta beneficios específicos muy importantes a medida que envejecemos:

Previene la pérdida de masa muscular (sarcopenia): A partir de los 30 años, las personas comienzan a perder aproximadamente 3-8% de masa muscular por década si no hacen ejercicio. El entrenamiento de fuerza ayuda a contrarrestar esta pérdida manteniendo y aumentando la masa muscular.

Mejora la fuerza y capacidad funcional: Músculos más fuertes permiten realizar actividades cotidianas como subir escaleras, cargar objetos pesados, levantarse de una silla más fácilmente, mejorando la independencia y calidad de vida.

Mantiene la densidad ósea: El estrés de la carga de peso estimula la formación de hueso nuevo, disminuyendo el riesgo de desarrollar osteoporosis y sufrir fracturas a medida que disminuye la densidad ósea con la edad.

Mejora el equilibrio y previene caídas: El fortalecimiento de las piernas, tronco y músculos estabilizadores ayuda a mantener un mejor equilibrio y coordinación, reduciendo significativamente el riesgo de caídas en adultos mayores.

Aumenta el metabolismo basal: Más masa muscular significa un metabolismo más rápido, lo que facilita el control de peso a medida que disminuye el gasto calórico con la edad.

Mejora la glucosa en sangre: Mantener masa muscular previene la resistencia a la insulina y ayuda a regular mejor los niveles de azúcar en sangre.

Reduce factores de riesgo cardiovascular: Entrenar con pesas disminuye la presión arterial, mejora los niveles de colesterol y triglicéridos.

Beneficia la salud mental: El ejercicio de fuerza libera endorfinas que elevan el estado de ánimo y reducen el riesgo de depresión y ansiedad.

Comenzar un programa de entrenamiento de fuerza a cualquier edad es beneficioso, pero es especialmente crucial después de los 50-60 años para prevenir la discapacidad relacionada con la edad y promover un envejecimiento saludable.

CAPÍTULO 4: LA SALUD MENTAL Y EMOCIONAL

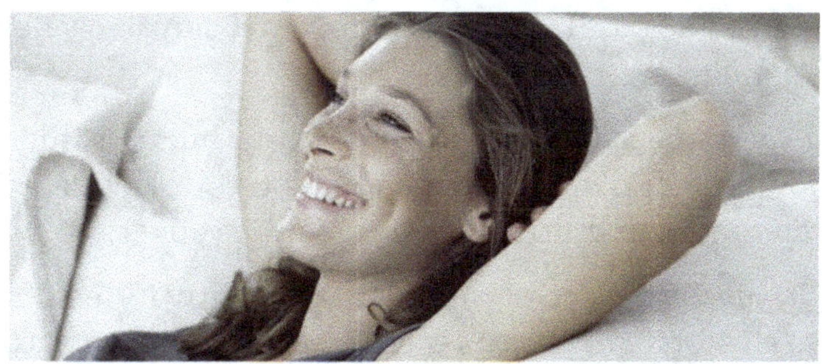

Mantener una buena salud mental y emocional es clave para una vida más larga y saludable. Aquí hay algunas formas en que cuidar tu bienestar psicológico puede ayudarte a vivir más:

Reduce el estrés crónico: El estrés prolongado libera cortisol y otras hormonas que tienen un impacto negativo en el cuerpo, aumentando el riesgo de enfermedades cardíacas, accidentes cerebrovasculares, presión arterial alta, obesidad y depresión. El manejo del estrés a través de técnicas como meditación, yoga o actividades relajantes puede prolongar tu vida.

Previene trastornos mentales: Condiciones como la depresión, la ansiedad y los trastornos del estado de ánimo no solo afectan tu bienestar emocional, sino que también se han relacionado con un mayor riesgo de problemas físicos como enfermedades cardíacas y cáncer. El cuidado de tu salud mental puede ayudarte a prevenir estas afecciones.

Fomenta hábitos saludables: Cuando tienes un buen equilibrio emocional, es más probable que adoptes comportamientos que benefician tu salud, como una dieta nutritiva, actividad física regular, suficiente descanso y evitar hábitos dañinos como fumar o beber en exceso.

__Refuerza las relaciones:__ Las conexiones sociales sólidas y un fuerte sistema de apoyo son fundamentales para la longevidad. Una buena salud mental facilita el desarrollo y mantenimiento de relaciones interpersonales positivas.

__Mejora la función cognitiva:__ El bienestar psicológico puede ayudar a mantener tus habilidades cognitivas y de pensamiento con la edad, previniendo o retrasando el deterioro cognitivo y demencias como el Alzheimer.

__Aumenta la resiliencia:__ Cuando tienes una buena salud mental, puedes lidiar mejor con los desafíos y el estrés de la vida, adaptarte a los cambios y recuperarte más rápido de las adversidades.

__Impulsa la motivación:__ Una mentalidad positiva y estable puede inspirarte a esforzarte por tus metas y tener un propósito, lo cual tiene un impacto positivo en tu longevidad.

En resumen, cuidar tu salud mental y bienestar emocional no es solo importante para tu felicidad, sino que también puede extender tu esperanza de vida al reducir el impacto negativo del estrés, las enfermedades relacionadas y fomentar un estilo de vida más saludable.

¿Qué Técnicas De Manejo Del Estrés Recomiendas Para Prolongar La Vida?

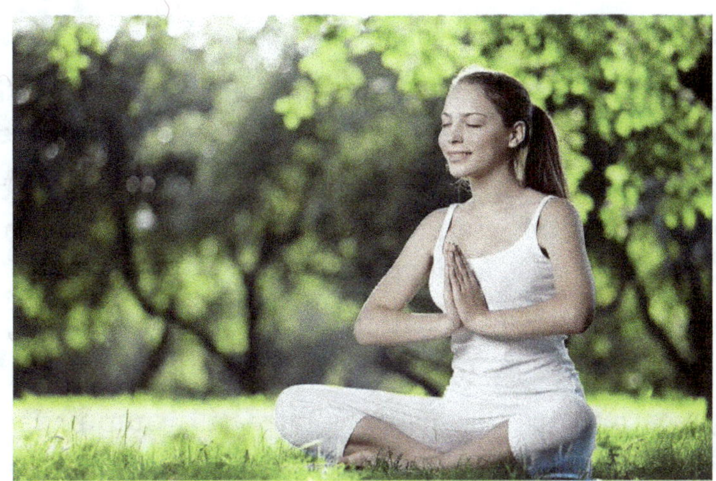

Aquí hay algunas técnicas efectivas de manejo del estrés que se recomiendan para ayudar a prolongar la vida:

Meditación y respiración profunda: Estas prácticas ayudan a reducir la respuesta de estrés al activar la relajación, disminuyendo la presión arterial, el ritmo cardíaco y los niveles de cortisol (hormona del estrés). La meditación regular se ha asociado con una mayor longevidad.

Yoga: Combina ejercicio suave, respiración y meditación para reducir el estrés mental y físico. El yoga también mejora la flexibilidad, la fuerza y el equilibrio, factores importantes para un envejecimiento saludable.

Mindfulness o atención plena: Prestar atención al momento presente en lugar de preocuparse por el pasado o el futuro puede disminuir la ansiedad y el estrés crónico.

Ejercicio: Hacer actividad física regular como caminar, correr o nadar libera endorfinas que mejoran el estado de ánimo y alivian el estrés. El ejercicio también fortalece el corazón y los músculos.

Relajación muscular progresiva: Tensar y luego relajar grupos musculares de manera sistemática induce un estado de calma profunda en el cuerpo.

Actividades placenteras: Participar en pasatiempos, escuchar música, leer o cualquier actividad recreativa que disfrutes puede ayudar a distraerte del estrés.

Conexión social: Cultivar relaciones positivas y un fuerte sistema de apoyo reduce el aislamiento y los efectos negativos del estrés.

Técnicas de reestructuración cognitiva: Identificar y cambiar patrones de pensamiento negativos o distorsionados puede disminuir la ansiedad y la depresión.

Sueño adecuado: Dormir bien ayuda a restaurar la energía, regular las hormonas y manejar mejor el estrés durante el día.

Masajes: Los masajes terapéuticos pueden disminuir la tensión muscular y las hormonas del estrés mientras aumentan la relajación.

Lo ideal es encontrar las técnicas de manejo del estrés que mejor se adapten a tus necesidades y practicarlas con regularidad. Reducir el estrés crónico puede tener un gran impacto en tu salud y longevidad general.

¿Cuáles Son Algunas Actividades Relajantes Que Puedo Hacer Para Reducir El Estrés Crónico?

Aquí hay algunas actividades relajantes muy recomendadas para ayudar a reducir el estrés crónico:

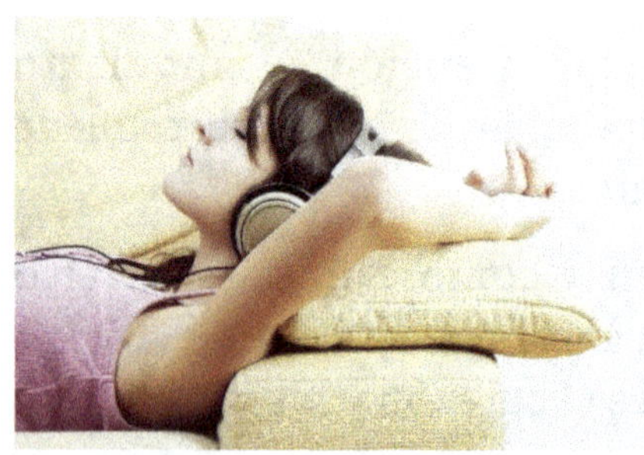

Escuchar música relajante: La música suave, instrumental o sonidos de la naturaleza pueden disminuir tu frecuencia cardíaca, presión arterial y niveles de cortisol.

Leer un libro o revista: Sumergirte en una buena lectura puede distraerte de tus preocupaciones y relajar tu mente.

Tomar un baño caliente: Los baños con agua tibia y burbujas o sales de baño pueden aliviar la tensión muscular y promover la relajación.

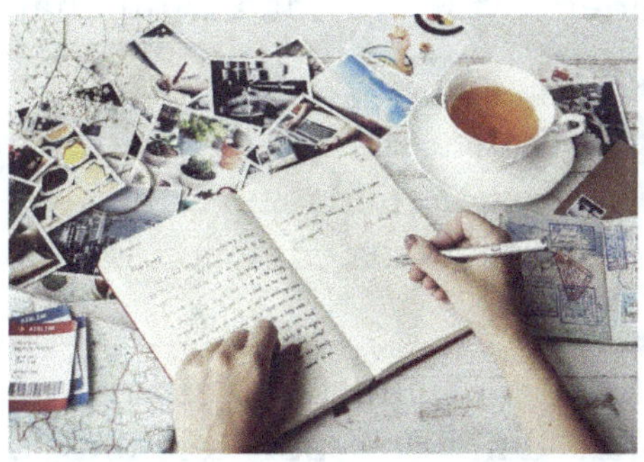

Escribir en un diario: Desahogar tus pensamientos y sentimientos en un diario puede reducir el estrés y la ansiedad.

Hacer jardinería: Las actividades de jardinería como plantar, podar o simplemente estar rodeado de naturaleza son muy relajantes.

Practicar artes creativas: Pintar, dibujar, tejer u otras manualidades pueden ser una excelente vía de escape del estrés.

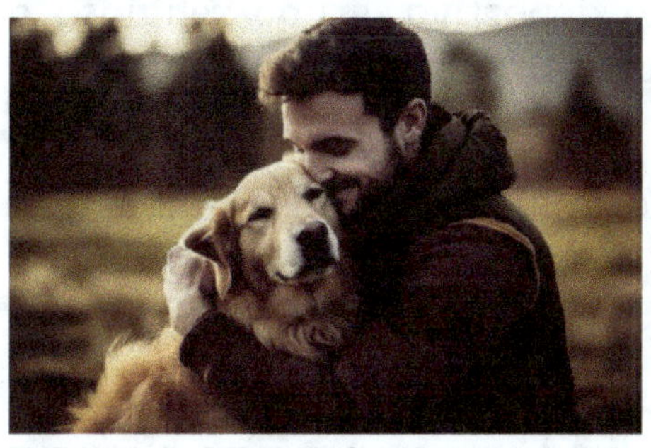

Pasar tiempo con mascotas: Acariciar a una mascota puede disminuir la presión arterial y liberar oxitocina, la hormona del vínculo.

Hacer meditación guiada: Aplicaciones o videos de meditación sencilla pueden ayudarte a calmarte y centrarte.

Cocinar: Algunas personas encuentran muy relajante el proceso de preparar alimentos.

Dar un paseo al aire libre: Caminar por un parque, playa u otro entorno natural puede despejar tu mente.

Lo importante es elegir actividades tranquilas que realmente disfrutes y que te permitan desconectar de las preocupaciones diarias. Trata de practicarlas con regularidad para manejar mejor el estrés a largo plazo.

¿Cómo Puedo Fortalecer Mis Conexiones Sociales Y Mi Sistema De Apoyo?

Fortalecer tus conexiones sociales y sistema de apoyo es muy importante para tu bienestar general y longevidad. Aquí hay algunas estrategias que puedes seguir:

Prioriza las relaciones más cercanas: Dedica tiempo de calidad a tu cónyuge, familia nuclear e hijos con actividades conjuntas, comidas y comunicación abierta. Estas son tus conexiones más valiosas.

Cultiva las amistades: Haz un esfuerzo por reunirte regularmente con amigos cercanos en persona, llamarlos por teléfono o conectar virtualmente. Las amistades brindan compañía y apoyo emocional.

Participa en grupos o clubes: Únete a un grupo de interés común, como un club de lectura, equipo deportivo, grupo religioso o asociación comunitaria para encontrar personas con intereses similares.

Sé un voluntario: El voluntariado es una excelente manera de conocer gente nueva y sentirse productivo mientras ayudas a otros.

Adopta una mascota: Las mascotas pueden ofrecer compañía, consuelo y motivación para socializar en parques para perros o caminatas.

Aprende una nueva habilidad: Toma una clase de cocina, arte, idiomas, etc. para encontrar oportunidades sociales mientras aprendes algo nuevo.

Usa la tecnología: Si vives lejos de seres queridos, usa videollamadas, redes sociales o mensajes de texto para mantenerte conectado.

Sé un buen oyente: Escucha atentamente, muestra interés genuino y haz preguntas cuando interactúas con otros.

Pide apoyo cuando lo necesites: No temas pedirle ayuda a amigos o familiares cuando enfrentes dificultades o desafíos importantes.

Sé un buen apoyo para otros: A su vez, ofrece tu tiempo, cariño y ayuda cuando otros la necesiten.

Las conexiones sociales positivas y sólidas son un factor muy importante para una vida más larga y saludable. Priorízalas y cultívalas con esfuerzo constante.

¿Cuánto Tiempo Se Recomienda Practicar La Meditación Y La Respiración Profunda?

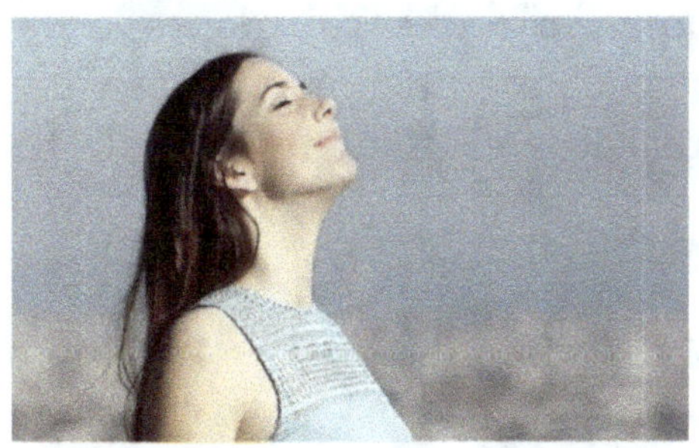

No hay un tiempo único recomendado para practicar la meditación y la respiración profunda, ya que depende de tus necesidades y habilidad individual. Sin embargo, aquí están algunas pautas generales:

Para principiantes en meditación:

Comienza con sesiones de 5-10 minutos al día.

A medida que ganes práctica, puedes aumentar gradualmente hasta 20-30 minutos diarios.

Para respiración profunda:

Las sesiones de 5-10 minutos de respiración profunda o técnicas de respiración consciente pueden ser muy beneficiosas.

Puedes practicar respiraciones profundas por períodos más cortos varias veces al día cuando sientas estrés.

Con práctica regular:

Muchos expertos recomiendan al menos 20 minutos diarios de meditación para obtener beneficios óptimos.

Algunas investigaciones sugieren que 30-40 minutos de meditación al día pueden ser ideales para efectos más profundos.

Sin embargo, lo más importante es la constancia, incluso con periodos cortos:

Sólo 5-10 minutos de meditación o respiración profunda al día pueden ser beneficiosos para reducir el estrés y la ansiedad.

La regularidad es más importante que la duración de cada sesión.

Es mejor comenzar con períodos cortos que puedas cumplir en lugar de frustrarte con un objetivo demasiado ambicioso al principio. Sé consistente y aumenta gradualmente la duración según te sientas cómodo.

La clave es encontrar el tiempo diario que se adapte a tu estilo de vida. Incluso unos minutos de meditación consciente y respiración profunda pueden marcar una gran diferencia para tu bienestar general.

¿Qué Otros Beneficios Tiene El Sueño Adecuado Además De Manejar El Estrés?

Dormir las horas adecuadas cada noche tiene múltiples beneficios cruciales para la salud, además de ayudar a manejar el estrés. Algunos de los principales beneficios del sueño adecuado son:

Mejora la función cognitiva y la memoria: El sueño es vital para la consolidación de recuerdos y el aprendizaje. La falta de sueño afecta la concentración, la toma de decisiones y la resolución de problemas.

Apoya el sistema inmunológico: El sueño insuficiente puede debilitar las defensas del cuerpo y aumentar el riesgo de enfermedades e infecciones.

Regula el apetito y el peso: La falta de sueño altera las hormonas que controlan el apetito, lo que puede llevar a un mayor consumo de calorías y aumento de peso.

Mantiene la salud cardíaca: El sueño insuficiente está relacionado con un mayor riesgo de hipertensión, enfermedades cardíacas y accidentes cerebrovasculares.

Repara y regenera tejidos: Durante el sueño, el cuerpo libera hormonas que promueven la reparación celular y el crecimiento tisular.

Previene la diabetes: Los patrones de sueño irregulares pueden causar resistencia a la insulina y aumentar el riesgo de diabetes tipo 2.

Regula las emociones: El sueño adecuado estabiliza el estado de ánimo y emociones. La falta de sueño puede contribuir a la ansiedad, depresión e irritabilidad.

Promueve un envejecimiento saludable: El sueño insuficiente crónico se ha vinculado con un mayor riesgo de demencia y deterioro cognitivo relacionado con la edad.

Mejora el rendimiento físico: El sueño adecuado es esencial para la recuperación muscular y el máximo rendimiento atlético.

Aumenta la libido: Los niveles más altos de la hormona testosterona después de dormir bien pueden aumentar el deseo sexual.

En general, apuntar a 7-9 horas de sueño de calidad por noche es lo recomendado para adultos. Priorizar un sueño reparador y constante es crucial para la salud física y mental a largo plazo.

CAPÍTULO 5: CREANDO CONEXIONES SOCIALES SIGNIFICATIVAS

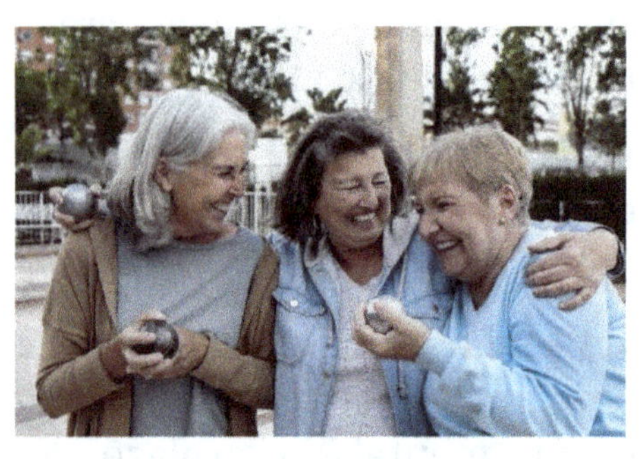

Crear conexiones sociales significativas es fundamental para el bienestar emocional y el desarrollo personal. Aquí te presento algunas sugerencias para fomentar conexiones sociales auténticas y duraderas:

Las relaciones más sólidas se basan en la autenticidad. Sé tú mismo y expresa tus pensamientos y sentimientos de manera genuina.

Presta atención cuando otros te hablan, muestra interés y empatía. Una escucha activa demuestra que valoras a la otra persona y fortalece el vínculo.

Busca oportunidades para participar en actividades con otros, ya sean pasatiempos, voluntariado o simplemente pasar tiempo juntos. Las experiencias compartidas crean recuerdos y fortalecen los lazos.

Ofrece tu ayuda y apoyo cuando alguien lo necesite. Demuestra que te preocupas por el bienestar de los demás y que estás dispuesto a estar presente en los buenos y malos momentos.

Además, agradece a las personas que marcan una diferencia

positiva en tu vida. Reconocer y apreciar los gestos y acciones de los demás fortalece las relaciones.

Por otra parte, cumple tus promesas y compromisos. La confiabilidad es esencial para construir relaciones sólidas basadas en el respeto mutuo.

La Comunicación Regular Con Las Demás Personas En Muy Importante

Mantén el contacto con las personas importantes en tu vida, ya sea en persona, por teléfono o a través de medios digitales. La comunicación regular ayuda a mantener las conexiones vivas.

Alégrate por los éxitos y logros de tus seres queridos. Mostrar genuina felicidad por el bienestar de los demás fortalece los vínculos emocionales.

Acepta a los demás tal como son, sin juzgar. Mantén una mente abierta y receptiva a diferentes perspectivas y experiencias de vida.

Las relaciones significativas requieren dedicación. Prioriza pasar tiempo de calidad con las personas importantes en tu vida y trabaja en cultivar y nutrir esas conexiones.

Recuerda que cada relación es única y se construye con paciencia, comprensión y cuidado mutuo. Al aplicar estos principios y ser constante en tus esfuerzos, podrás desarrollar conexiones sociales profundas y enriquecedoras que aporten alegría y significado a tu vida.

__Cultiva la empatía:__ Trata de ponerte en el lugar de los demás para comprender mejor sus perspectivas y emociones. La empatía es fundamental para establecer vínculos profundos y duraderos. Es una habilidad esencial para mejorar las relaciones interpersonales y promover un entorno más compasivo y comprensivo. Asegúrate de escuchar realmente a los demás, no solo esperando tu turno para hablar. Presta atención a lo que la otra persona dice y cómo lo dice, observando su lenguaje corporal y tono de voz.

Sé un buen comunicador: Expresa tus pensamientos y sentimientos de manera clara y respetuosa. Al mismo tiempo, practica la escucha activa y evita interrumpir o juzgar cuando otros hablan. Ser un buen comunicador es crucial en casi todos los aspectos de la vida, desde las relaciones personales hasta el entorno profesional. La comunicación efectiva puede mejorar la comprensión, resolver conflictos y fortalecer las conexiones entre las personas.

Muestra interés genuino hacia los demás: Haz preguntas sinceras sobre la vida, los intereses y las pasiones de las personas con las que interactúas. Demuestra que valoras conocerlos más allá de la superficie. Mostrar interés genuino por los demás es una cualidad valiosa que puede fortalecer las relaciones, crear confianza y fomentar un ambiente de respeto y aprecio mutuo.

Sé generoso con tu tiempo y recursos: Ofrece tu ayuda y apoyo cuando alguien lo necesite, ya sea brindando un oído atento, ofreciendo consejos o ayudando en tareas prácticas.

Maneja los conflictos de manera saludable: Los desacuerdos son inevitables en cualquier relación. Aborda los conflictos con respeto, buscando la comprensión mutua y el compromiso en lugar de la confrontación.

Practica el perdón: Todos cometemos errores. Estar dispuesto a perdonar y pedir disculpas cuando sea necesario ayuda a mantener las relaciones saludables y duraderas.

CAPÍTULO 6: LA IMPORTANCIA DEL PROPÓSITO DE VIDA

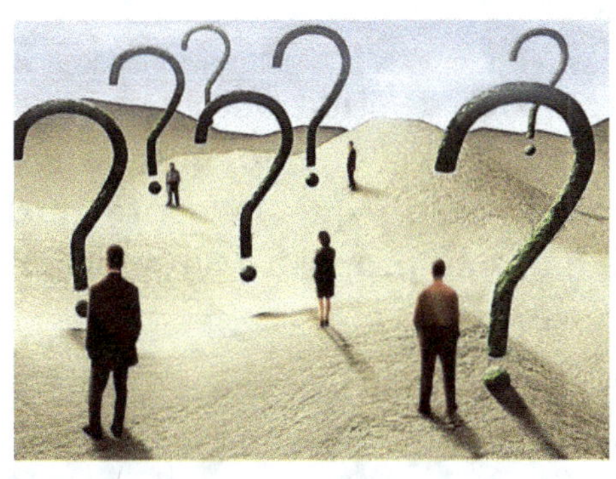

Alguna vez te has preguntado ¿en qué punto de mi vida estoy? ¿hacia dónde voy? ¿para qué sirve mi existencia? ¿y sientes que no vas para ningún lado? Y peor aún, ¡no estas conforme con lo que has hecho! Pues bien, **todos los días tenemos una oportunidad única para hacer los cambios necesarios que nos permitan mejorar nuestra condición de vida.** Es el mejor momento para asumir el compromiso de vencer viejos hábitos negativos y cambiarlos por positivos, cambiando así nuestro estilo de vida.

El propósito de vida es un concepto fundamental que puede tener un impacto profundo en nuestro bienestar emocional, satisfacción personal y sentido de realización.

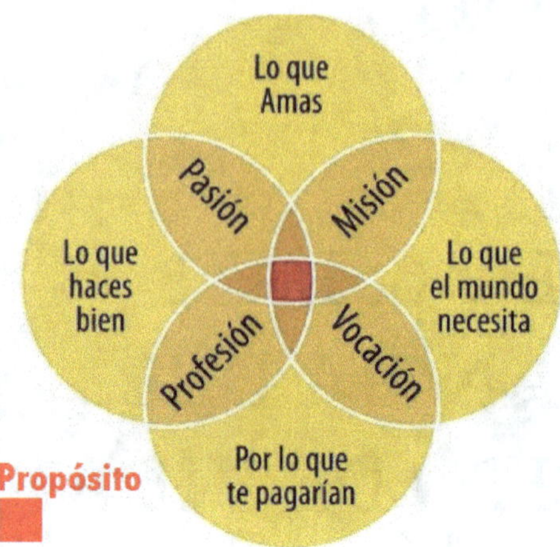

Importancia De Tener Un Propósito De Vida Para Ser Más Feliz

Está demostrado que tener un Propósito de Vida nos hace más felices porque sientes que vas avanzando, que lo que haces es importante. Y también está demostrado que la gente que practica todos los días actividades hacia su propósito, vive mejor físicamente, tiene mejor salud y vive más años.

Cuando tienes un propósito, tus días adquieren un sentido renovado, recuperas la pasión y el encanto por la vida. Persevera en tu compromiso de hacer cuanto sea necesario para cumplir tus sueños, concentra tu atención en cada paso que das y aprende a disfrutar del proceso que te llevara a realizarlos.

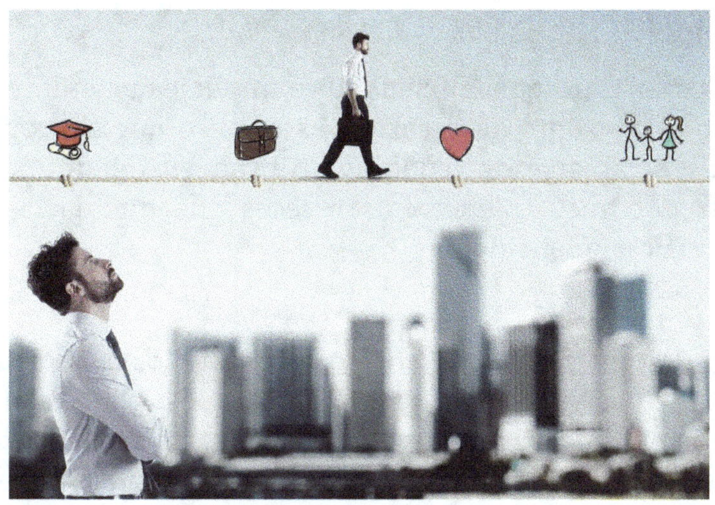

El propósito te conecta: Sentirse desconectado socialmente es uno de los caminos más rápidos hacia la depresión, la ansiedad y otros problemas de salud mental. También es un camino seguro hacia problemas de salud física. Pero la felicidad está vinculada a sentirse parte de una comunidad, y también lo está el propósito.

Las personas se sienten más motivadas cuando su trabajo es importante para los demás. El objetivo corporativo de crecer un 15% al año o el objetivo organizativo de penetrar en nuevos mercados son habituales, pero lo que realmente motiva y compromete a las personas es la claridad sobre cómo el crecimiento corporativo o la penetración en el mercado ayudarán a la comunidad.

La relación entre felicidad y propósito: Una de las cosas más importantes dentro de la añorada felicidad que buscamos todos es acercarnos a nuestro propósito. Sí, así como se define un propósito para las organizaciones, las personas también tenemos un propósito.

No todas las personas tienen claro su propósito personal. Yo lo defino como aquello que nos gusta hacer y para lo cual somos buenos. Pero eso no basta, falta un tercer elemento: aportar valor a la humanidad. De lo contrario, si solo es algo que nos gusta hacer y para lo cual somos buenos, pero no tiene valor, se trata de un pasatiempo.

Se debe tener claro que la felicidad es un viaje que emprendemos y que no está exento de desafíos. Es por eso que el propósito se vuelve esencial: cuando tenemos un propósito definido, es más fácil que podamos tolerar esos reveses que nos da la vida en nuestro viaje a la felicidad.

El propósito contribuye a la felicidad: Cuando los participantes en un estudio tenían un mayor sentido del propósito, tendían a sentir más emociones positivas, concretamente satisfacción, relajación, entusiasmo y alegría. Y se sentían menos enfadados, ansiosos, perezosos o tristes. También manifestaron mayor satisfacción con la vida y bienestar general. Así se desprende de un nuevo estudio de Kaylin Ratner publicado en la revista Journal of Happiness Studies.

Muchos otros estudios han relacionado el propósito con todo tipo de beneficios, desde la reducción de la mortalidad y la incidencia de enfermedades cardiovasculares hasta la disminución de la soledad. Un mayor propósito también se correlacionó con mejores resultados para las empresas, como el crecimiento, la expansión del mercado y el éxito en el lanzamiento de productos. Los empleados también percibieron las ventajas de los entornos de trabajo más orientados a un objetivo en términos de sentir que el trabajo tenía más sentido, sentirse más felices y ser más productivos.

Tener Una Dirección Y Enfoque

Un propósito de vida bien definido actúa como una brújula interna, guiando nuestras decisiones, acciones y prioridades. Nos ayuda a mantenernos enfocados en lo que es verdaderamente significativo para nosotros, evitando distracciones y caminos improductivos.

Cuando tenemos un propósito claro, nos sentimos motivados

para superar obstáculos y perseverar en tiempos difíciles. Nuestro propósito nos impulsa a seguir adelante, incluso cuando enfrentamos desafíos, porque sabemos que estamos trabajando hacia algo que vale la pena.

Un propósito de vida nos brinda un sentido de significado y valor a nuestra existencia. Nos permite ver más allá de las tareas cotidianas y comprender cómo nuestras acciones contribuyen a un objetivo mayor. Esto nos hace sentir que nuestra vida tiene un significado profundo y que estamos haciendo una diferencia.

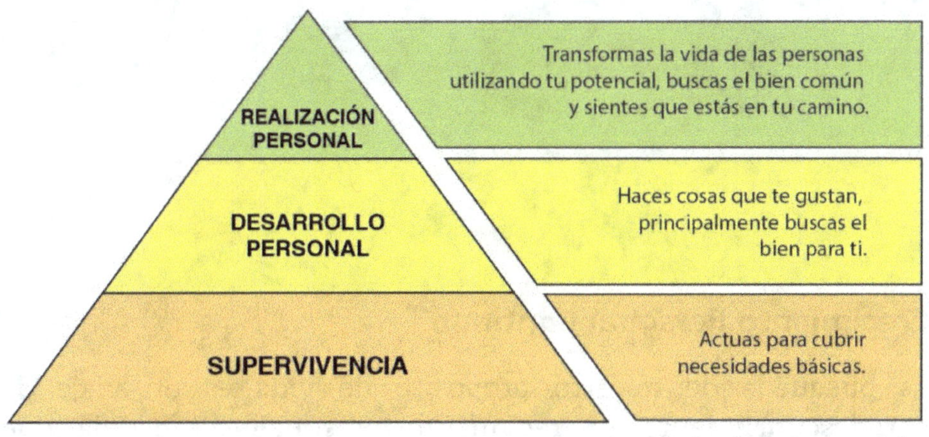

La tres fases de un propósito

El Bienestar Emocional

Las personas con un fuerte sentido de propósito tienden a experimentar mayor bienestar emocional y satisfacción con la vida. Tener un propósito nos brinda una sensación de plenitud y realización, lo que a su vez mejora nuestra salud mental y emocional.

Un propósito de vida a menudo implica hacer una contribución positiva al mundo que nos rodea. Ya sea a través del servicio a los demás, la creación de algo valioso o el avance de una causa importante, un propósito nos conecta con algo más grande que nosotros mismos y nos permite dejar un legado significativo.

Cuando tenemos un propósito claro, se vuelve más fácil tomar decisiones alineadas con nuestros valores y objetivos a largo plazo. Nuestro propósito actúa como un filtro, ayudándonos a priorizar lo que es verdaderamente importante y a decir "no" a las oportunidades que no nos acercan a nuestro objetivo final.

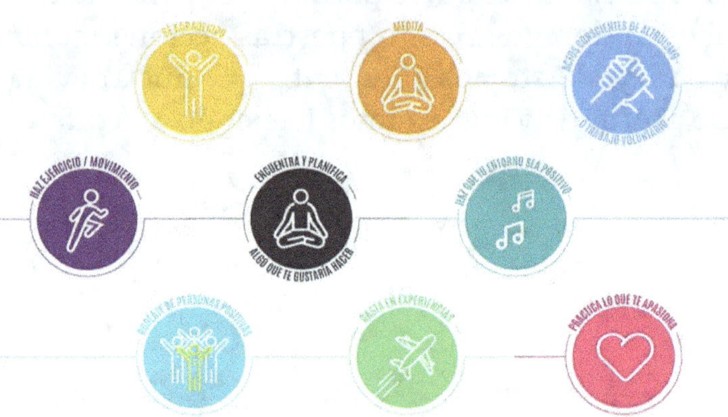

Crecimiento Personal Continuo

La búsqueda de nuestro propósito de vida es un viaje de autodescubrimiento y crecimiento personal. A medida que trabajamos para cumplir nuestro propósito, desarrollamos nuevas habilidades, superamos limitaciones y nos convertimos en la mejor versión de nosotros mismos.

Ten una visión clara de tu propósito y lo que deseas lograr. Crea una declaración de propósito concisa y significativa que puedas recordar fácilmente. Visualiza regularmente cómo se vería y se sentiría alcanzar tu propósito, y utiliza esa visión como fuente de motivación.

Divide tu propósito en objetivos más pequeños y alcanzables. Establece metas a corto y largo plazo que te acerquen a tu propósito general. Crea planes de acción concretos con pasos específicos y plazos para mantener el impulso y la responsabilidad.

Identifica las actividades y tareas que son más relevantes para tu propósito y dale prioridad en tu vida diaria. Minimiza las distracciones y las actividades que no están alineadas con tu propósito. Mantén tu enfoque en las acciones que te acercan a tus objetivos.

Recordatorios Y Señales Visuales

Coloca recordatorios de tu propósito en lugares estratégicos, como notas adhesivas en tu espacio de trabajo, fondos de pantalla en tus dispositivos o imágenes inspiradoras en tu hogar. Estas señales visuales te mantendrán conectado con tu propósito a lo largo del día.

Dedica tiempo regularmente a reflexionar sobre tu progreso y cómo tus acciones se alinean con tu propósito. Celebra tus logros y aprende de los contratiempos. Realiza ajustes en tus planes y estrategias según sea necesario para mantener el rumbo hacia tu propósito.

La Importancia De Tener Una Comunidad De Apoyo

Rodéate de personas que te apoyen y compartan valores similares. Busca mentores, colaboradores o grupos de apoyo que te inspiren y te mantengan responsable. Compartir tu viaje con otros puede proporcionar motivación, ideas frescas y un sentido de conexión.

La Importancia Del Aprendizaje Y El Crecimiento Continuo

Mantén una mentalidad de crecimiento y busca oportunidades para aprender y mejorar en áreas relevantes para tu propósito. Lee libros, asiste a talleres, adquiere nuevas habilidades y mantente al tanto de las últimas tendencias en tu campo. El crecimiento personal continuo te mantendrá comprometido y emocionado con tu propósito.

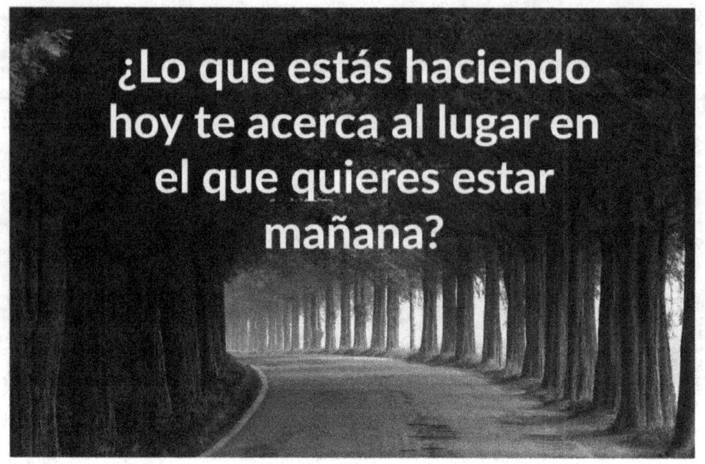

Celebración Y Gratitud

Celebra tus logros y progreso en el camino hacia tu propósito. Practica la gratitud por las oportunidades, las lecciones aprendidas y las personas que te apoyan. Reconocer y apreciar tus éxitos te motivará a seguir adelante.

Recuerda que el viaje hacia tu propósito no siempre será lineal. Mantén una mente abierta y sé flexible para adaptarte a los cambios y los desafíos que puedan surgir. Confía en el proceso y mantén la fe en tu capacidad para superar obstáculos y mantenerte enfocado en tu propósito a largo plazo.

Al implementar estas estrategias en tu vida diaria, podrás mantener un enfoque constante en tu propósito de vida, tomar decisiones alineadas y avanzar de manera significativa hacia tus objetivos y aspiraciones más profundas.

Es importante tener en cuenta que descubrir nuestro propósito de vida es un proceso personal y reflexivo que puede llevar tiempo. Requiere autoexploración, reflexión y la voluntad de escuchar nuestra voz interior. Pero el esfuerzo vale la pena, ya que un propósito claro puede transformar profundamente nuestra vida y darnos un sentido de dirección, significado y realización duraderos.

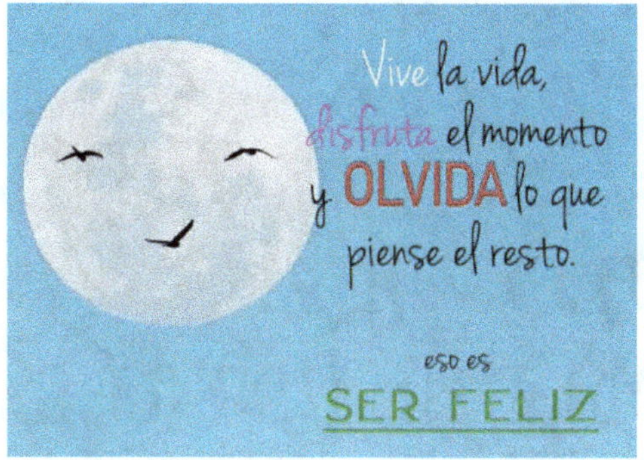

Vive la vida,
disfruta el momento
y OLVIDA lo que
piense el resto.

eso es
SER FELIZ

CAPÍTULO 7: LA GESTIÓN DEL ESTRÉS Y LA RELAJACIÓN

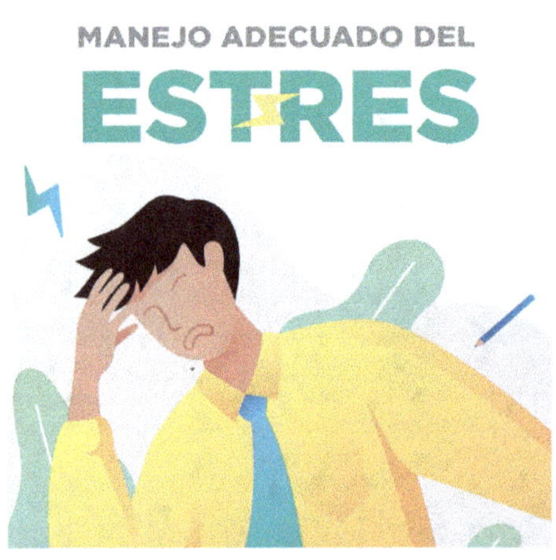

Todos nos sentimos estresados en algún momento u otro. Es una reacción normal y saludable a un cambio o desafío. Pero **el estrés que continúa por más de unas cuantas semanas puede afectar su salud.** Evite que el estrés lo enferme aprendiendo maneras saludables para manejarlo.

La gestión efectiva del estrés y la práctica regular de técnicas de relajación son fundamentales para mantener un equilibrio saludable en nuestra vida diaria. **El estrés crónico puede tener un impacto negativo en nuestra salud física y mental, afectando nuestro bienestar general y capacidad para enfrentar los desafíos.** Aquí te presento algunas estrategias clave para gestionar el estrés y cultivar la relajación:

Toma conciencia de las situaciones, personas o pensamientos que te generan estrés. Al identificar tus desencadenantes, puedes desarrollar estrategias específicas para abordarlos de manera más efectiva.

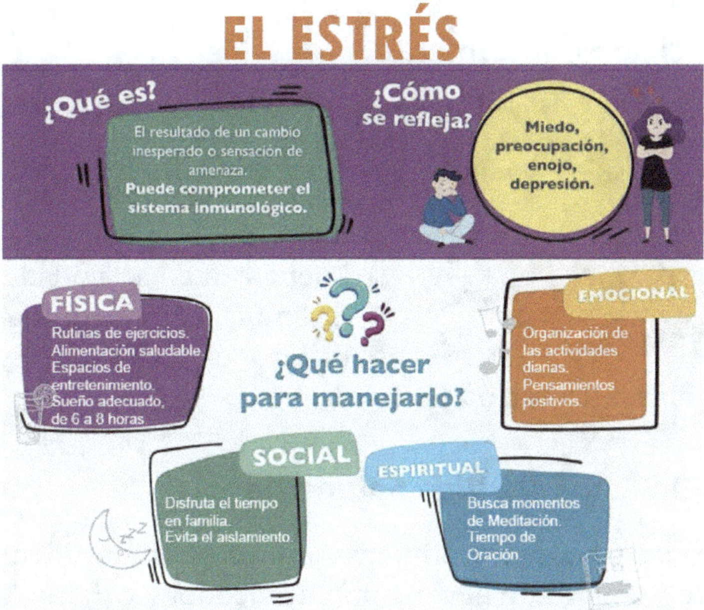

Practica Técnicas De Respiración Profunda

La respiración profunda es una herramienta simple pero poderosa para calmar el sistema nervioso y reducir la respuesta al estrés. Tómate unos minutos varias veces al día para realizar respiraciones lentas y profundas, enfocándote en inhalar por la nariz y exhalar por la boca.

Dedica unos minutos cada día a sentarte en silencio, enfocándote en tu respiración y observando tus pensamientos sin juzgarlos.

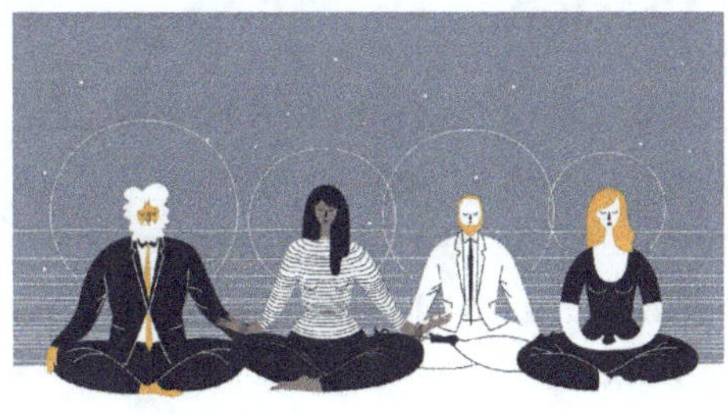

Explora diferentes técnicas de relajación, como la relajación muscular progresiva, la visualización guiada o la práctica del yoga nidra. Estas técnicas te ayudan a calmar el cuerpo y la mente, reduciendo la tensión acumulada y promoviendo un estado de relajación profunda.

Haz Ejercicio Regularmente

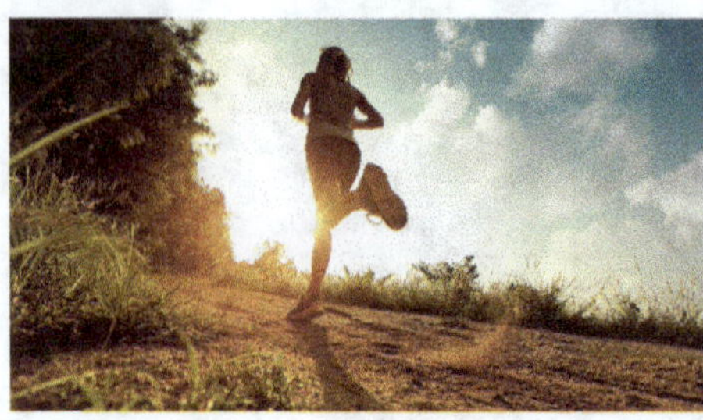

El ejercicio físico es una excelente manera de reducir el estrés, liberar endorfinas y mejorar tu estado de ánimo. Encuentra actividades que disfrutes, como caminar, nadar, bailar o practicar yoga, e incorpóralas en tu rutina semanal.

Cultiva Un Estilo De Vida Saludable

Cuida tu cuerpo con una alimentación equilibrada, durmiendo lo suficiente y limitando el consumo de alcohol y cafeína. Un estilo de vida saludable te ayudará a aumentar tu resistencia al estrés y a mantener un equilibrio emocional.

Cultiva Relaciones De Apoyo

Las relaciones sólidas y de apoyo son esenciales para la gestión del estrés. Rodéate de personas positivas y comprensivas con las que puedas compartir tus preocupaciones y que te brinden apoyo emocional. Dedica tiempo a nutrir tus relaciones significativas.

Encuentra Actividades Que Te Apasionen

Dedica tiempo a actividades y pasatiempos que te brinden alegría, satisfacción y un sentido de propósito. Ya sea a través de la creatividad, el aprendizaje o el servicio a los demás, participar en actividades significativas puede ayudarte a contrarrestar el estrés y encontrar un equilibrio.

Recuerda que la gestión del estrés y la práctica de la relajación son habilidades que se desarrollan con el tiempo y la consistencia. Sé paciente contigo mismo y celebra los pequeños logros en tu camino hacia un mayor equilibrio y bienestar. Al priorizar tu autocuidado y cultivar hábitos saludables, estarás mejor equipado para enfrentar los desafíos de la vida con resiliencia y claridad mental.

CAPÍTULO 8: LA IMPORTANCIA DEL DESCANSO Y EL SUEÑO

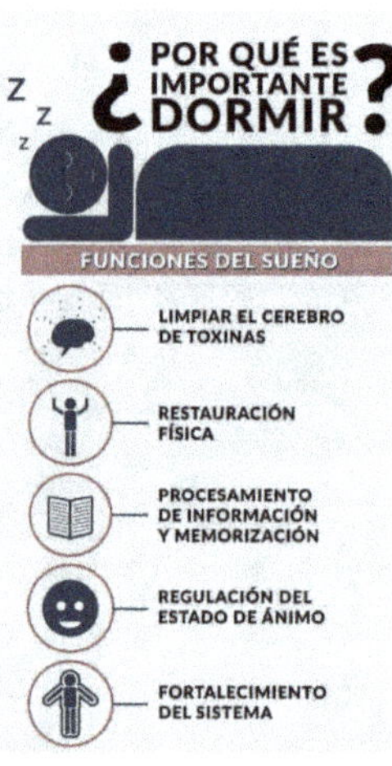

El descanso y el sueño adecuados son fundamentales para promover la longevidad y aumentar las posibilidades de llegar a los 100 años. Aquí te explico en detalle su importancia.

La Importancia Del Descanso

Dormir le da al cuerpo y al cerebro tiempo para recuperarse del estrés del día. Después de una buena noche de sueño, nos desempeñamos mejor y es mejor para tomar decisiones. Dormir nos ayuda a sentirnos más alertas, optimistas y a tener una mejor relación con las personas.

¿Por Qué Es Importante El Descanso?

Un buen descanso es crucial para el buen funcionamiento cognitivo, regular la frecuencia de respiración, mejorar el estado de ánimo, la salud mental, cardiovascular, cerebrovascular y metabólica de las personas.

¿Cuántas Horas De Sueño Se Necesitan?

Diferentes personas necesitan diferentes cantidades de horas de sueño. La mayoría de los adultos necesitan de 7 a 8 horas de sueño por noche para una buena salud y funcionamiento mental. Algunos adultos necesitan hasta 9 horas de sueño por noche.

Restauración Celular

Durante el sueño, especialmente en las fases profundas, el cuerpo lleva a cabo procesos de reparación y regeneración celular. Esto incluye la síntesis de proteínas, la reparación de tejidos y la eliminación de células dañadas. Un sueño adecuado ayuda a mantener el cuerpo en óptimas condiciones a largo plazo.

Fortalecimiento Del Sistema Inmunológico

El sueño es crucial para el buen funcionamiento del sistema inmunológico. Durante el descanso, el cuerpo produce y distribuye células inmunitarias clave, como los linfocitos T y las células NK (Natural Killer). Un sistema inmunológico fuerte protege contra enfermedades y promueve la longevidad.

Regulación Hormonal

El sueño regula la producción y liberación de diversas hormonas, como la hormona del crecimiento, que es esencial para la reparación de tejidos, el crecimiento muscular y el mantenimiento de la densidad ósea. También influye en las hormonas que regulan el apetito y el metabolismo, ayudando a mantener un peso saludable a lo largo de la vida.

Salud Cardiovascular

El sueño insuficiente o de mala calidad está asociado con

un mayor riesgo de enfermedades cardíacas, hipertensión y accidentes cerebrovasculares. Durante el sueño, la presión arterial y la frecuencia cardíaca disminuyen, dando un descanso necesario al sistema cardiovascular. Un sueño adecuado promueve la salud del corazón a largo plazo.

Función Cognitiva Y Memoria

El sueño es fundamental para la consolidación de la memoria, el aprendizaje y la plasticidad cerebral. Durante el sueño, el cerebro procesa y almacena información, fortaleciendo las conexiones neuronales. Un sueño adecuado ayuda a mantener la agudeza mental y previene el deterioro cognitivo asociado con el envejecimiento.

Regulación Del Estrés Y El Estado De Ánimo

El descanso y el sueño adecuados tienen un impacto significativo en la regulación del estrés y las emociones. Durante el sueño, el cerebro procesa las experiencias emocionales y reduce los niveles de cortisol, la hormona del estrés. Un sueño reparador promueve un estado de ánimo positivo y una mayor resiliencia ante el estrés, factores que contribuyen a la longevidad.

Renovación Energética

El sueño es esencial para restaurar los niveles de energía del cuerpo. Durante el descanso, se restauran las reservas de ATP (adenosín trifosfato), la principal fuente de energía celular. Un sueño adecuado asegura que tengamos la vitalidad necesaria para enfrentar los desafíos diarios y mantener un estilo de vida activo a medida que envejecemos.

Prevención De Enfermedades Crónicas

La falta de sueño crónica está asociada con un mayor riesgo de desarrollar enfermedades crónicas como diabetes tipo 2, obesidad, enfermedades neurodegenerativas y ciertos tipos de cáncer. Un sueño adecuado ayuda a prevenir o retrasar la aparición de estas condiciones, contribuyendo a una vida más larga y saludable.

Para aprovechar al máximo los beneficios del descanso y el sueño, es recomendable:

Establecer una rutina de sueño regular, acostándose y levantándose a la misma hora cada día.

Crear un ambiente de sueño óptimo: oscuro, tranquilo, fresco y cómodo.

Evitar el consumo excesivo de cafeína y alcohol, especialmente cerca de la hora de dormir.

Limitar el tiempo frente a pantallas antes de acostarse, ya que la luz azul puede interferir con la producción de melatonina.

Practicar técnicas de relajación, como la meditación o la respiración profunda, para facilitar la conciliación del sueño.

Recordar que el descanso y el sueño son tan importantes como la nutrición y el ejercicio para promover la longevidad. Al priorizar un sueño de calidad, estamos invirtiendo en nuestra salud y bienestar a largo plazo, aumentando nuestras posibilidades de llegar a los 100 años con vitalidad y plenitud.

Las Fases Y Ciclos Del Sueño

No todo el descanso ni el sueño es igual una vez que nos metemos en la cama: nuestro sueño es cíclico y se divide en ciclos de aproximadamente 90 minutos que se repiten durante las ocho horas recomendables que pasamos durmiendo, pudiendo encadenar entre cuatro y seis ciclos seguidos. Dentro de estos ciclos se suceden diferentes etapas de sueño lento y de sueño paradójico, en secuencias con un orden determinado.

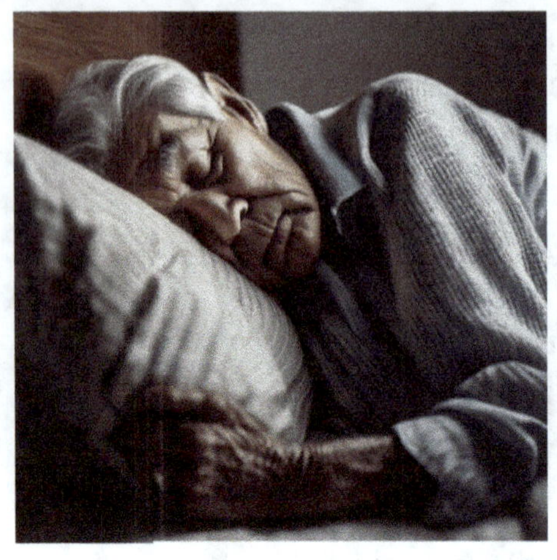

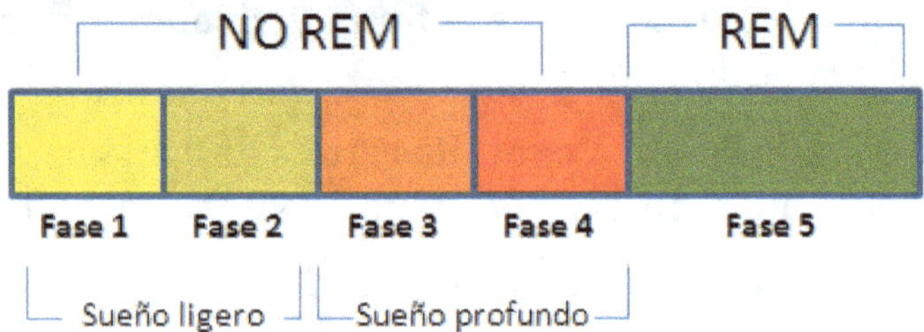

Fase I o etapa de adormecimiento

Esta primera etapa comprende aproximadamente los primeros diez minutos del sueño, desde que estamos en período de vigilia hasta que nos adormecemos, una etapa de transición.

Fase II o etapa de sueño ligero

La fase II de nuestro sueño ocupa aproximadamente el 50% de nuestros ciclos de sueño. Es la etapa en la que el cuerpo va desconectando lentamente de aquello que hay en nuestro entorno, y tanto nuestra respiración como nuestro ritmo cardíaco se van ralentizando. Dentro de esta fase se suceden etapas de gran actividad cerebral con otras de menor intensidad, algo que hace que sea muy difícil despertarnos cuando estamos en ella. ¿Alguna vez has soñado que caes por un precipicio y te has despertado súbitamente? Ha sido durante la fase II o de sueño ligero.

Fase III o etapa de transición

Se trata de una etapa corta, de apenas dos o tres minutos, en la que nos acercamos al sueño profundo. Durante las fases III y IV del ciclo del sueño es cuando nuestro cuerpo se encuentra en un estado de relajación profunda y cuando se dan los picos de segregación de hormona del crecimiento, muy importante para los deportistas.

Fase IV, etapa de sueño profundo o de sueño Delta

La etapa de sueño profundo suele ocupar aproximadamente un 20% del total del ciclo del sueño. Es la etapa más importante de todas, ya que va a determinar la calidad de nuestro descanso. Durante esta fase del sueño también es difícil despertarnos: nuestro ritmo respiratorio es muy bajo, así como nuestra presión arterial, que suele descender entre un 10 y un 30%.

Fase de sueño REM (rapid eye movement) o etapa de sueño paradójico

La etapa de sueño REM ocupa un 25% de nuestro ciclo del sueño, entre 15 y 30 minutos. Se denomina fase de rapid eye movement debido al movimiento constante de los globos oculares bajo los párpados. Esta fase se caracteriza por tener una alta actividad cerebral, muy similar a la que tenemos mientras estamos despiertos: durante la fase de sueño REM la actividad cerebral es muy alta, pero nuestros músculos se encuentran bloqueados. Es la fase en la que soñamos y captamos información del exterior.

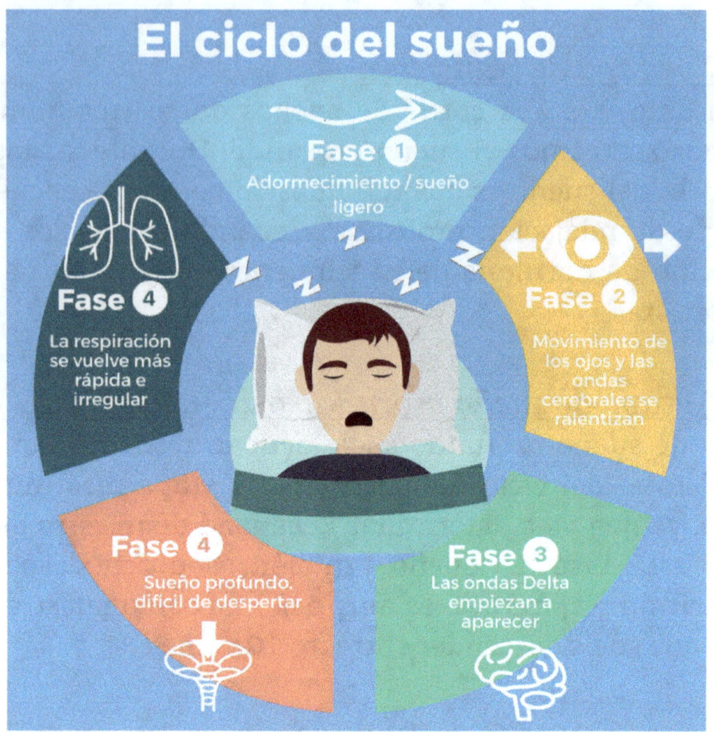

Casi todas las partes del cuerpo sufren cambios durante el sueño. Cuando nos quedamos dormidos, se activan en el cerebro mecanismos de sustitución que hacen que miles de neuronas pasen del estado de vigilia al de sueño, enviando señales a todo el cuerpo.

Aunque los científicos aún no saben con certeza en qué consiste el proceso del sueño ni cuál es su función, sí sabemos que el sueño favorece los sistemas inmunológico y cardiovascular y ayuda a equilibrar el metabolismo.

CAPÍTULO 9: LOS TELÓMEROS: CLAVES PARA RETRASAR EL ENVEJECIMIENTO

El envejecimiento es un proceso biológico natural que experimentamos a lo largo de nuestras vidas. Sin embargo, con los avances científicos, sabemos que a día de hoy no podemos evitarlo, pero sí retrasarlo, si evitamos el acortamiento de los telómeros.

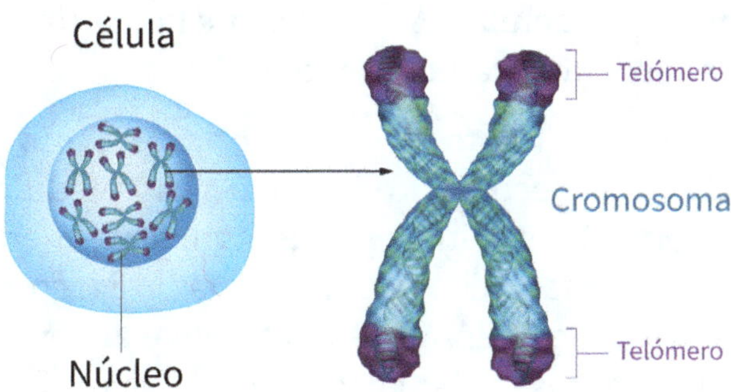

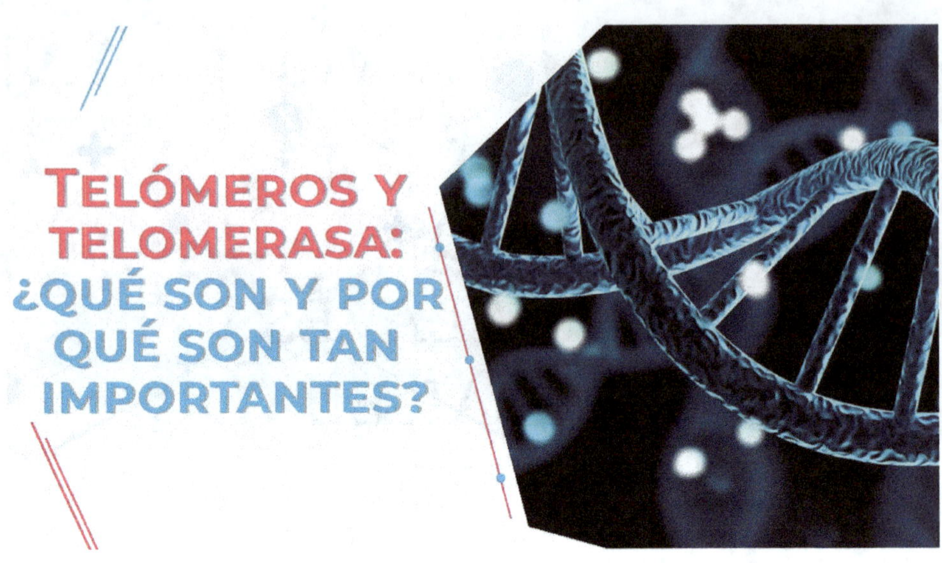

TELÓMEROS Y TELOMERASA: ¿QUÉ SON Y POR QUÉ SON TAN IMPORTANTES?

¿Qué Son Los Telómeros?

Los telómeros son estructuras repetitivas de ADN que se encuentran en los extremos de los cromosomas. Algo así como la punta de un cordón de zapato. Su función principal es proteger el material genético y prevenir la pérdida de información genética durante la replicación celular. A medida que las células se dividen, los telómeros se acortan gradualmente.

La longitud de los telómeros se considera un marcador importante del envejecimiento celular. A medida que los telómeros se acortan, las células pueden volverse menos capaces de dividirse y funcionar adecuadamente. A lo largo del tiempo, este acortamiento de los telómeros contribuye al envejecimiento. Además, los telómeros más cortos están asociados con un mayor riesgo de enfermedades relacionadas con la edad, como enfermedades cardiovasculares, diabetes, demencia y cáncer.

¿Qué Factores Alteran Nuestros Telómeros?

Inflamación celular: la inflamación es un proceso biológico que ocurre en respuesta a una lesión o infección. Es una parte importante del sistema inmunológico y ayuda al cuerpo a defenderse. Sin embargo, cuando la inflamación se vuelve crónica o excesiva, es perjudicial.

La alimentación puede tener un impacto significativo en la inflamación celular. Los alimentos procesados, las grasas saturadas, los azúcares refinados y carbohidratos de digestión rápida pueden aumentar la inflamación en el cuerpo, y esto contribuye al acortamiento de los telómeros.

Estrés Oxidativo

Es un desequilibrio entre la producción de especies reactivas de oxígeno (ERO) y la capacidad del organismo para neutralizar o eliminar estos compuestos. **Las ERO son moléculas altamente reactivas que contienen oxígeno y se generan de forma natural en el cuerpo como subproductos del metabolismo celular.** Sin embargo, ciertos factores, como el estrés, la exposición a toxinas ambientales, la radiación ultravioleta, la contaminación y una mala alimentación, pueden aumentar la producción de ERO y superar la capacidad antioxidante del organismo.

Cuando las ERO no se neutralizan adecuadamente, pueden provocar daño en las células y en las moléculas biológicas importantes, como el ADN, las proteínas y los lípidos. Este daño se conoce como estrés oxidativo y juega un papel importante en el envejecimiento y en el acortamiento de los telómeros.

Estilo De Vida Poco Saludable

Factores como la obesidad, la falta de actividad física, la mala alimentación y el consumo de tabaco y alcohol pueden influir en el acortamiento de los telómeros. Estos factores están relacionados con un mayor estrés oxidativo y una mayor inflamación, lo que puede afectar negativamente la longitud de los telómeros.

Exposición A Factores Ambientales Dañinos

La exposición crónica a ciertos factores ambientales, como la radiación ultravioleta del sol, la radiación ionizante, los productos químicos tóxicos y la contaminación, puede contribuir al acortamiento de los telómeros. Estos factores pueden aumentar el estrés oxidativo y el daño celular en general.

Es importante destacar que el acortamiento de los telómeros es un proceso complejo y multifactorial. Si bien estos factores pueden influir, no son los únicos determinantes, ya que también está influenciada por factores genéticos y otros mecanismos biológicos.

CLAVES PARA EVITAR EL ACORTAMIENTO DE LOS TELÓMEROS Y RETRASAR EL ENVEJECIMIENTO CELULAR:

Aunque no se puede detener completamente el envejecimiento celular, hay varias medidas que puedes tomar para prevenir su aceleración y mantener tus telómeros saludables. Aquí tienes algunas recomendaciones:

Dieta equilibrada: Consumir una dieta rica en frutas, verduras, granos integrales, proteínas magras y grasas saludables puede proporcionar a tu cuerpo los nutrientes esenciales necesarios para proteger las células del daño y mantener su funcionamiento óptimo.

Antioxidantes: Los antioxidantes son sustancias que ayudan a proteger las células del estrés oxidativo, un proceso que contribuye al envejecimiento celular. Incorpora alimentos ricos en antioxidantes, como bayas, nueces, legumbres, té verde y vegetales de hojas verdes.

Hidratación adecuada: Beber suficiente agua es fundamental para mantener tus células hidratadas y favorecer su correcto funcionamiento. Se recomienda consumir al menos 8 vasos de agua al día.

__Evitar el estrés crónico:__ El estrés crónico puede acelerar el envejecimiento celular. Implementa técnicas de manejo del estrés, como la meditación, el yoga, el ejercicio regular y actividades relajantes, para reducir los efectos negativos del estrés en tu organismo.

__Protección solar:__ La exposición excesiva al sol puede dañar las células de la piel y acelerar su envejecimiento. Utiliza protector solar con un factor de protección adecuado, usa ropa protectora y evita la exposición prolongada al sol, especialmente durante las horas pico de radiación solar.

Actividad física regular: El ejercicio regular tiene numerosos beneficios para la salud, incluyendo la protección contra el envejecimiento celular. Realizar actividad física de forma regular ayuda a mejorar la circulación, promover la eliminación de toxinas y mantener el buen funcionamiento de las células.

Descanso adecuado: Dormir lo suficiente es esencial para la regeneración y reparación celular. Intenta mantener una rutina de sueño regular y de calidad, asegurando que duermas entre 7 y 9 horas cada noche.

Recuerda que el envejecimiento es un proceso natural, pero seguir estos consejos puede ayudar a ralentizar su progresión y mantenerte más saludable a lo largo del tiempo.

¿Qué Es La Telomerasa?

La telomerasa es una enzima formada por un complejo proteína-ácido ribonucleico con actividad polimerasa que está presente en células de la línea germinal, en tejidos fetales y en ciertas células madre poco diferenciadas, que replica el ADN en los extremos de los cromosomas eucarióticos y permite el alargamiento de los telómeros. También se encuentra presente en organismos eucariotas unicelulares. La telomerasa es reprimida en las células somáticas maduras después del nacimiento, produciéndose un acortamiento del telómero después de cada división celular.

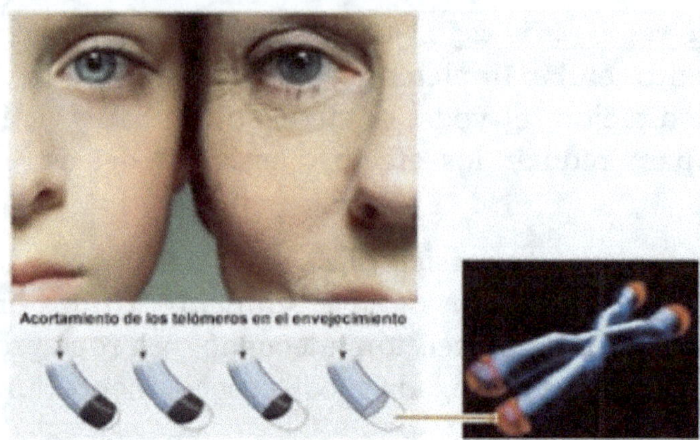

Es una transcriptasa inversa que sintetiza ADN a partir de un molde de ARN. Se trata de una ribonucleoproteína que contiene en su molécula la secuencia AAUCCC capaz de crear e insertar los fragmentos TTAGGG que se pierden en cada división. En 1998, Bodnar y Col introdujeron en dos tipos de células humanas normales, telomerasa-negativas, el gen que codifica la telomerasa. En contraste con las células normales que mostraban senescencia y un acortamiento de los telómeros, los clones expresando la TERT mostraron telómeros elongados, se dividían vigorosamente y mostraron una reducción de la beta-galactosidasa, un biomarcador de la senescencia. Las células transformadas para expresar la TERT mostraron un cariotipo normal y su longevidad ha superado la normal en más de 20 divisiones.

Esta enzima se encarga de la adición de desoxirribonucleótidos a los extremos de los telómeros, pero dicha adición está dirigida por una secuencia de ribonucleótidos o ARN, por lo que podemos decir que se trata de una transcriptasa inversa de características especiales. Hablamos de una ribonucleoproteína que siempre sintetiza la misma secuencia de ADN.

La telomerasa está formada por dos componentes:

Componente ribonucleotídico: se trata de la porción de ARN de la telomerasa (también llamado TR o TER, de telomerase RNA) que se encuentra totalmente integrado en la enzima. Según las especies, éste puede tener entre 146 y 1 544 nucleótidos de longitud. La secuencia molde del telómero suele tener una longitud de entre 9 y 28 nucleótidos y es característica de cada especie (véase telómero).

Componente proteico: es la parte de la enzima que contiene la capacidad transcriptasa inversa (TRT o TERT de telomerase reverse transcriptase); invierte el curso normal de la información (ADN hacia ARN), trascribiendo el ARN a ADN. Dicha transcripción inversa en los telómeros es la actividad telomerasa propiamente dicha. La transcriptasa inversa de virus y el resto de ADN polimerasas necesitan un cebador para sintetizar ADN, sin embargo, la telomerasa no necesita dicho cebador.

A diferencia de los organismos procariotas que tienen un genoma circular, los organismos eucariotas poseen cromosomas lineales en los cuales se presenta el problema de su acortamiento durante la replicación. Este acortamiento es debido a que al eliminar el cebador de los fragmentos de Okazakidel extremo 5' de la cadena retardada (en el telómero del nuevo cromosoma) se produce un hueco que no puede ser rellenado por acción de la ADN polimerasa.

La enzima ADN polimerasa sólo añade nucleótidos en dirección 5' - 3' y necesita un extremo 3'–OH libre que no existe tras la eliminación del cebador por lo que no puede completar la síntesis del último fragmento de Okazaki.

De esta manera, en las células somáticas ya maduras se acortan los telómeros a razón de 15 a 25 nucleótidos en cada proceso replicativo, el número de nucleótidos correspondientes a un cebador.

¿Dónde Se Encuentra La Telomerasa?

Tan sólo puede encontrarse telomerasa de manera aglutinada (con muy baja cantidad) en células somáticas. Las células somáticas con las células del cuerpo. Es decir, aquellas que no son ni óvulos ni espermatozoides.

En cambio, en el cuerpo humano, hay altos niveles de telomerasa en las células germinales, es decir, las que crean los óvulos y el esperma, y las células madre.

¿Qué Previene La Telomerasa?

Con cada división celular y con el paso de los años, los cromosomas sufren cierto daño y las células mueren. Y es en este punto donde la telomerasa juega un papel fundamental, ya que evita el acortamiento de los telómeros, mantiene su longitud y retrasa su deterioro.

Alimentos con telomerasa:
    Legumbres
    Nueces
    Semillas
    Salmón
    Algas
    Frutas
    Verduras
    Café
    Lácteos

Estos alimentos pueden contribuir a reducir el deterioro de los telómeros y evitan en cierta medida el envejecimiento celular.

¿Cómo Mejorar La Telomerasa?

Es más, estudios recientes señalan que mantener una dieta mediterránea con una actividad física moderada, con un consumo de antioxidantes procedentes de frutas y verduras, fibra y vegetales, así como semillas y nueces tiene una relación directa con la longitud de los telómeros y la telomerasa.

¿Cómo Aumentar La Telomerasa?

Todos estos alimentos mencionados son muy ricos en vitaminas como A, C, D, E, los polifenoles, la fibra y los ácidos grasos Omega-3. Unos nutrientes esenciales para el funcionamiento correcto del organismo y sus procesos celulares como el mantenimiento de los telómeros.

«Una dieta saludable y ejercicio físico moderado podrían mitigar el desgaste de los telómeros gracias a la disminución del estrés oxidativo y la inflamación», explican los expertos en un trabajo publicado en la revista sanitaria Nutrición Hospitalaria.

Por contra, el consumo de alcohol, carnes rojas y procesadas así como bebidas azucaradas está más relacionado con un deterioro celular más acelerado. Y en consecuencia, con el envejecimiento.

<u>Podemos concluir, a modo de resumen, una serie de pruebas generales que demuestran que el acortamiento de los telómeros está implicado en el envejecimiento y senescencia:</u>

Los telómeros se alargan durante el desarrollo temprano. En las células del embrión, los telómeros pueden llegar a ser más largos que los del cigoto debido a que la telomerasa está activa.

La línea germinal presenta la telomerasa activa. Los gametos formarían un cigoto con una suficiente longitud telomérica para poder llevar a cabo su proliferación.

Las células madre presenta telomerasa activa. Debido a la necesidad de autoperpetuación de las células madre, necesitan ser capaces de mantener los telómeros con una longitud adecuada para que no se produzcan daños en el ADN.

El acortamiento telomérico de las células somáticas está relacionado linealmente con su capacidad proliferativa. Los telómeros de las células diferenciadas serán más cortos en células que se hayan dividido más veces que los de células más jóvenes. Además, las células de organismos de edad más avanzada se dividen menos veces que las células de organismos de menor edad.

CAPÍTULO 10: LA INFLUENCIA DEL ENTORNO EN LA LONGEVIDAD

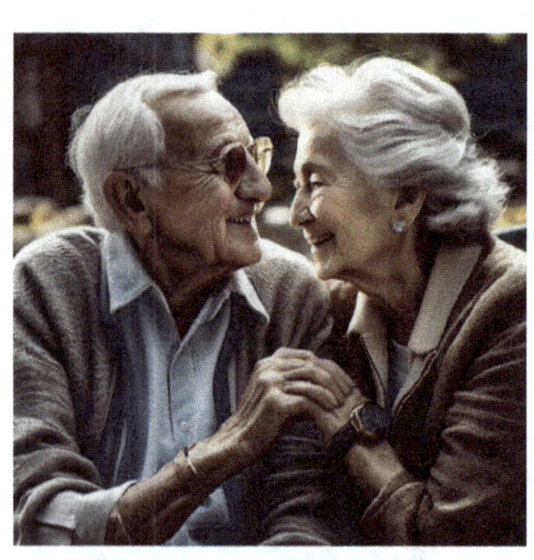

El envejecimiento de la población, entendido como un proceso heterogéneo de acumulación de daños moleculares y celulares que llevan a un descenso gradual de las capacidades físicas y mentales (Organización Mundial de la Salud (OMS), 2015), **depende de diversos factores como los sociales, económicos, el estilo de vida, predisposición genética y el entorno** (OMS, 2001), y constituye un reto de las ciudades del siglo XXI.

Aunque en la actualidad cada vez existe una mayor conciencia de llevar a cabo unos hábitos en beneficio al bienestar y a la óptima salud, sigue habiendo quien no acaba de comprender algunos aspectos importantes. Y es que seguro que en más de una ocasión te has topado con gente que te ha hecho algún comentario irónico o despectivo, incluso, por el hecho de cuidar tu alimentación, de seguir una rutina deportiva o por priorizar tu descanso por encima de cualquier otro plan social. Debes saber que el ambiente que nos rodea puede llegar a repercutir negativamente en nuestros hábitos si no somos capaces de detectar comportamientos tóxicos.

Cuando una persona decide cambiar sus hábitos y apostar por un forma de vivir más adecuada para preservar un buen estado de salud, no siempre se encuentra ente sí un camino de rosas. Y es que hay quienes no solo tienen que luchar contra sus propios fantasmas e inseguridades, sino que deben hacerlo también **contra las creencias limitantes de sus seres más allegados.** Vale que no te importe que alguien que no conoces critique tu comportamiento pero, ¿qué pasa cuando el que lo hace es un ser querido, familiar o amigo?

No es raro que haya personas que puedan llegar a sentirse incomprendidas y frustradas, especialmente si necesitan apoyo extra por diferentes circunstancias, y acaben por abandonar su objetivo ante la soledad. ¿Cómo influye el entorno en un estilo de vida saludable? ¿De verdad este es tan poderoso? La respuesta es sí, aunque no todo está perdido, pues **tú tienes en tus manos las herramientas necesarias para cruzar la meta y satisfacer así a la persona que realmente merece la pena: tú mismo.**

¿Cómo Influye El Entorno En Un Estilo De Vida Saludable?

Son múltiples y muy variadas las maneras en las que el comportamiento del entorno puede repercutir en nosotros, sobre todo si no somos capaces de detectar ciertas características. Seguro que en más de una ocasión has recibido comentarios por llevar un estilo de vida equilibrado; puede que te hayan dicho que estás obsesionado con cuidarte; deberías disfrutar más de la comida en lugar de hacer tanta dieta; por qué cuidas tanto tu alimentación si tu cuerpo ya está bien; que deberías salir más los fines de semana en lugar de descansar tanto para madrugar; que los domingo se duerme, no se planea esa ruta tan dura por la montaña; y una interminable retahíla de **críticas y falsa**

preocupación por ti y por tus hábitos.

No siempre estos van dirigidos con maldad, pues quienes nos quieren pretenden protegernos, aunque no siempre cuenten con la preparación necesaria para hablarnos desde la sabiduría y el conocimiento. Tu papel aquí no es otro que mantenerte en tu lugar, tener claro por qué haces lo que haces y **no perder tu tiempo y tu energía cuando algunas mentalidades no se pueden cambiar.** ¿Sabes lo que puedes hacer en lugar de intentarlo en vano y desfallecer por el camino? ¡Ser un ejemplo!

Lo importante para ti es cómo te sientes tú: el bienestar posterior a la práctica deportiva, la energía y vitalidad con la que amaneces cada día tras un descanso reparador, el equilibrio en tu interior fruto de una alimentación adecuada, la satisfacción de ver la evolución de tu cuerpo, la capacidad de concentrarte y ser creativo gracias al estilo de vida que tanto te apasiona y un largo etcétera que da sentido a cada sacrificio y esfuerzo. No hay más que eso. **Tus hábitos tienen un sentido y tú has elegido vivir así.** No puedes cambiar ideas intentando convencer al prójimo, ¡ni debes hacerlo! Sin embargo, es probable que viendo lo bien que te sientes y la disciplina que te invade, más de uno acabe, tarde o temprano, sintiendo curiosidad por eso de vivir una vida saludable.

La Influencia Del Entorno En Nuestras Decisiones

Entender cómo influye el entorno en un estilo de vida saludable es importante para descubrir si en algún momento has podido sentirte cohibido. En este contexto, te recomendamos que:

1. **Escuches lo que te dicen y te quedes únicamente con aquello que necesites.** Desecha juicios infundados o faltas de comprensión. ¡Toma tus propias decisiones!

2. **Reflexiona con tiempo y tranquilidad acerca de si hay algo que te afecta** de las opiniones ajenas o si has hecho ciertas cosas por influencia de estas.

3. **No seas duro contigo mismo, pues es difícil no escuchar las**

palabras del entorno, sobre todo si es la parte familiar. A la familia, por norma general, permanecemos unidos toda la vida y hay un potente componente afectivo. Ni ellos quieren herirte, ni tú querrías ignorar sus opiniones. No te frustres, solo recuerda: **escucha con cariño y toma tus propias decisiones.** Quizá tu ejemplo le sirva a más de uno.

4. **Cuando el comportamiento de una persona cercana nos hace daño y realmente nos causa malestar, tomar cierta distancia es necesario.** Y no hablamos de cortar radicalmente la relación, pero sí de ser conscientes de ello y tratar de limitar el contacto en algunos contextos.

5. No te desesperes, **desarrollar la independencia y la capacidad de persistir pese a las discrepancias infundadas del entorno** es una herramienta más que adquirirás gracias a tu estilo de vida saludable, hasta el punto en el que no te influya para nada lo que opinen. Tú sabes lo que haces porque sabes que te sienta bien y te hace feliz, ¿a quién le importa lo que digan?

6. **Aunque a veces sientas que vas a contracorriente, encontrarás en el camino muchas personas que caminan en tu misma dirección**; que te potencian, suman y sacan lo mejor de ti. Rodéate de quien te complemente y abraza cada avance que experimentas en tu vida.

¿Cómo Influye El Entorno En Un Estilo De Vida Saludable? ¡Toma Las Riendas!

No olvides que es la falta de conocimiento la que muchas veces causa que nuestro entorno no comprenda lo que hacemos. Cuando los consejos que nos dan o las sugerencias van dirigidas desde el amor, no es necesario caer en la resignación o en la desesperación, más bien tomarlo con humor, pues nadie quiere hacer daño. ¿Qué puedes hacer para tratar de cambiarlo?

1. Da a conocer las ventajas que presenta tu estilo de vida.

2. **Prepara una comida o una cena familiar y elabora un menú**

superdelicioso y saludable, ¡sorprende a los tuyos! Ayúdales a entender que una alimentación equilibrada no es insípida, aburrida ni escasa.

3. **Prepara una jornada de ruta por el campo, de caminata por la playa u organiza un evento deportivo en familia.** ¡Seguro que más de uno se sorprende y descubre que necesita más actividad en su vida!

4. Ofrece un plan de ocio saludable, acude a un restaurante con opciones sanas, camina por la ciudad, propón un día de picnic... **¡Sé creativo si realmente te apetece involucrar a tu entorno y crees que es posible!**

CAPÍTULO 11: INFLUENCIA DEL CLIMA EN LA LONGEVIDAD

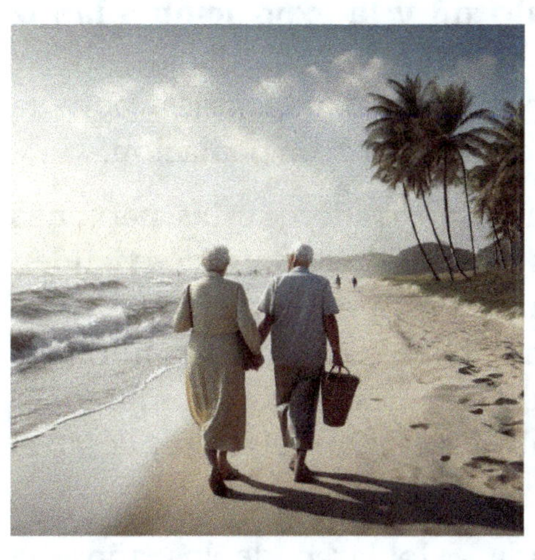

La influencia del clima en la longevidad es un tema que ha despertado el interés de científicos y expertos en salud. Diversos estudios han demostrado que el clima puede tener un impacto significativo en la esperanza de vida de las personas, lo que ha generado un análisis comparativo entre diferentes zonas geográficas para comprender mejor esta relación.

La longevidad, o la duración máxima de la vida de un ser vivo, ha sido objeto de estudio en diversas disciplinas, incluyendo la epidemiología, la climatología y la demografía. La relación entre el clima y la longevidad es un aspecto crucial para comprender las diferencias en la esperanza de vida entre regiones con distintas condiciones climáticas.

Explorar en detalle la influencia del clima en la longevidad es fundamental para comprender mejor cómo el entorno en el que vivimos puede afectar nuestra salud y longevidad.

Estudios Científicos Sobre La Influencia Del Clima En La Longevidad

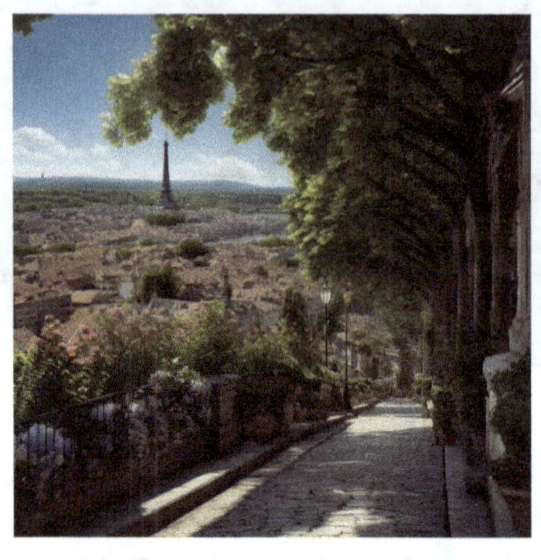

Desde hace décadas, los científicos han llevado a cabo estudios exhaustivos para analizar la relación entre el clima y la longevidad. Estos estudios han abordado diferentes **variables climáticas, como la temperatura, la humedad, la altitud y la exposición a la luz solar**, con el fin de identificar posibles correlaciones con la longevidad de la población.

Por ejemplo, investigaciones han demostrado que **las personas que viven en regiones con climas más cálidos y soleados tienden a tener una esperanza de vida más larga en comparación con aquellas que residen en zonas más frías y con menos horas de sol.** Estos hallazgos han llevado a un mayor interés en comprender los mecanismos biológicos que subyacen a esta relación y cómo el clima puede influir en la salud y longevidad de las personas.

La evidencia científica acumulada a lo largo de los años ha revelado que el clima no solo puede afectar la longevidad a través de sus efectos directos en la salud, como el riesgo de enfermedades cardiovasculares o infecciosas, sino que también puede influir en el estilo de vida de las personas, como la actividad física, la dieta y la interacción social, todos los cuales desempeñan un papel crucial en la longevidad.

Factores Climáticos Que Podrían Impactar La Longevidad

Entre los factores climáticos que podrían impactar la longevidad, se incluyen la temperatura, la humedad, la calidad del aire y la exposición a la luz solar. Estos elementos climáticos pueden afectar directa o indirectamente la salud y el bienestar de las personas, lo que a su vez puede influir en su esperanza de vida.

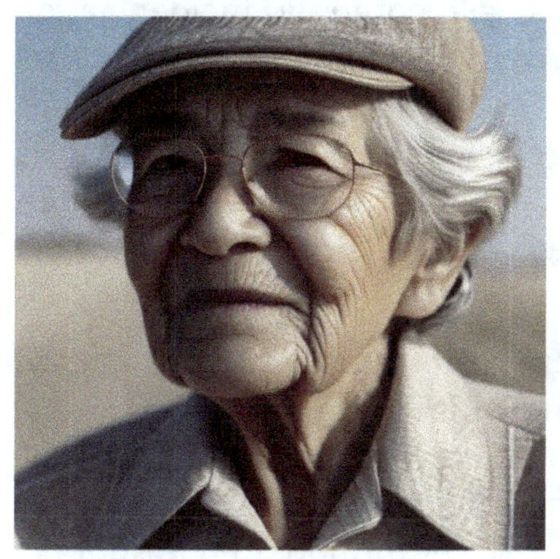

Por ejemplo, **las altas temperaturas pueden aumentar el riesgo de deshidratación y golpes de calor, especialmente en personas de edad avanzada, lo que puede tener un impacto negativo en su salud y longevidad.** De manera similar, la exposición a altos niveles de contaminación del aire, común en ciudades con climas específicos, puede estar asociada con enfermedades respiratorias y cardiovasculares que afectan la longevidad de la población.

Los factores climáticos no solo tienen efectos inmediatos en la salud de las personas, sino que también pueden influir en su longevidad a largo plazo. Comprender cómo el clima afecta la esperanza de vida es fundamental para desarrollar estrategias de salud pública que promuevan una vida más larga y saludable en diferentes contextos climáticos.

Variaciones Geográficas En La Longevidad Relacionadas Con El Clima

La influencia del clima en la longevidad humana ha sido un tema de interés para investigadores y científicos durante décadas. Las variaciones geográficas en la longevidad están estrechamente relacionadas con el clima de diferentes regiones del mundo. Por ejemplo, se ha observado que en ciertas zonas con climas más cálidos y soleados, las personas tienden a vivir más tiempo en comparación con aquellas que habitan en regiones más frías y con menos exposición a la luz solar.

Los efectos del clima en la longevidad pueden estar vinculados a factores como la disponibilidad de vitamina D a través de la exposición al sol, el impacto del clima en la actividad física y los hábitos alimenticios, así como la incidencia de enfermedades relacionadas con el clima, como las enfermedades cardiovasculares en climas más fríos. Estudiar las variaciones geográficas en la longevidad relacionadas con el clima es fundamental para comprender mejor cómo el entorno influye en la esperanza de vida de las poblaciones en diferentes partes del mundo.

Además, es importante considerar cómo el cambio climático puede tener un impacto en la longevidad humana a largo plazo. El aumento de las temperaturas globales y los patrones climáticos alterados pueden generar desafíos adicionales para la salud y la longevidad de las poblaciones en todo el mundo, lo que subraya la importancia de comprender en profundidad la relación entre el clima y la longevidad.

Análisis Comparativo Entre Zonas Geográficas

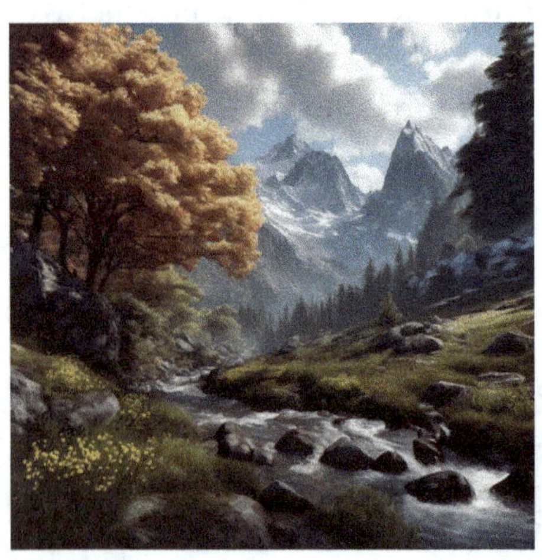

El clima es un factor determinante en la longevidad de las personas, y su influencia puede variar significativamente según la región geográfica en la que se habita. Las condiciones climáticas, como la temperatura, la humedad y la exposición a la luz solar, pueden tener un impacto directo en la salud y el bienestar, lo que a su vez puede afectar la longevidad de la población.

Regiones Con Climas Cálidos Y Su Impacto En La

Longevidad

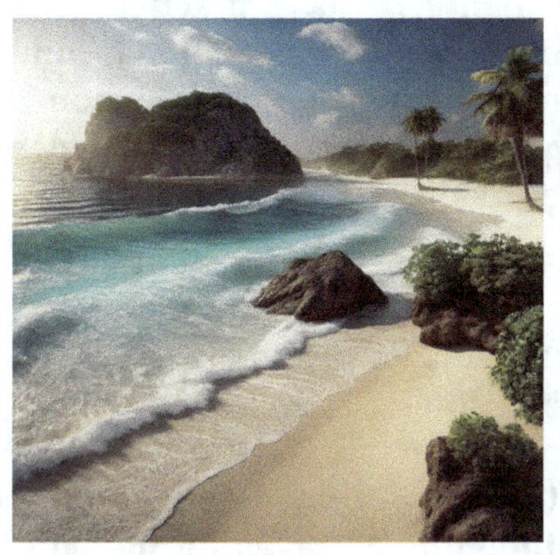

En las regiones con climas cálidos, como los trópicos, se ha observado una influencia significativa en la longevidad de la población. Las altas temperaturas y la exposición prolongada al sol pueden aumentar el riesgo de deshidratación, insolación y enfermedades relacionadas con el calor, lo que a su vez puede afectar la calidad de vida y la longevidad. Por otro lado, **en estas regiones es común encontrar una dieta rica en frutas, vegetales y pescado**, lo que puede tener un efecto positivo en la salud cardiovascular y contribuir a una mayor longevidad.

Además, **las condiciones climáticas cálidas suelen estar asociadas con un estilo de vida más activo al aire libre, lo que puede favorecer la actividad física y el bienestar emocional**, factores determinantes en la longevidad. Sin embargo, la exposición excesiva al sol y la falta de medidas de protección adecuadas pueden contrarrestar estos beneficios, lo que destaca la importancia de un equilibrio en la exposición al clima cálido para promover la longevidad.

Regiones Con Climas Fríos Y Su Influencia En La Longevidad

En contraste, **las regiones con climas fríos presentan desafíos diferentes en relación con la longevidad.** Las bajas temperaturas pueden aumentar el riesgo de enfermedades respiratorias, trastornos circulatorios y deficiencias de vitamina D debido a la menor exposición al sol. Sin embargo, **estos climas también pueden fomentar la adopción de hábitos saludables, como una**

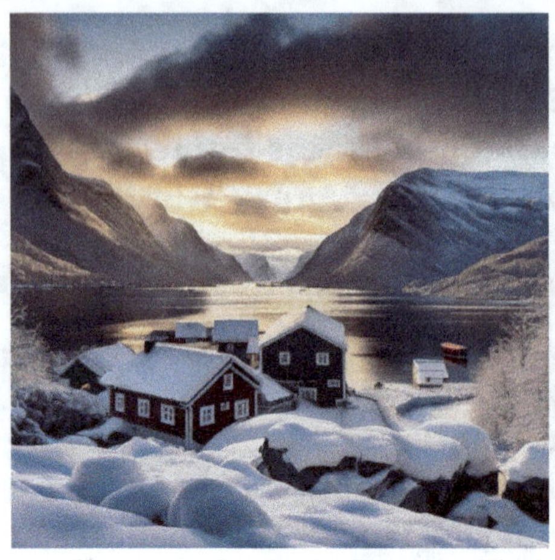

alimentación rica en alimentos calientes, la práctica de deportes de invierno y una menor exposición a condiciones que favorecen enfermedades transmitidas por insectos.

Además, en las regiones con climas fríos, es común observar una mayor actividad física en interiores, lo que puede promover la salud cardiovascular y la longevidad. **La disponibilidad de alimentos frescos y la preservación de alimentos a través de métodos tradicionales también pueden tener un impacto positivo en la calidad de la dieta** y, por ende, en la longevidad de la población.

Estudio De La Longevidad En Zonas De Climas Templados

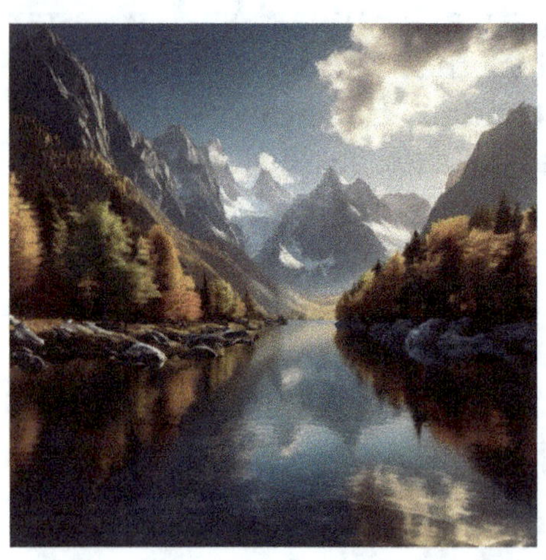

Las zonas de climas templados presentan un equilibrio entre los desafíos asociados con los climas cálidos y fríos, lo que puede reflejarse en la longevidad de la población. La disponibilidad de una amplia variedad de alimentos frescos, la posibilidad de realizar actividades al aire libre durante gran parte del año y la exposición moderada al sol pueden contribuir a un estilo de vida que fomente la longevidad.

Es importante considerar que la influencia del clima en la longevidad es multifacética y está influenciada por una variedad de factores, incluyendo la cultura, la infraestructura de salud, la disponibilidad de recursos y el estilo de vida de la población

en cada región geográfica. Por lo tanto, comprender y abordar los efectos del clima en la longevidad es fundamental para promover estrategias efectivas de salud pública y mejorar la calidad de vida de las poblaciones en todo el mundo.

Factores Culturales Y Climáticos Que Pueden Influir En La Longevidad

La longevidad humana puede estar influenciada por una variedad de factores culturales y climáticos. En términos culturales, la dieta, el estilo de vida y las prácticas de atención médica pueden desempeñar un papel significativo en la longevidad de una población. Por ejemplo, las sociedades con dietas basadas en alimentos frescos y naturales, como las mediterráneas, tienden a tener tasas más bajas de enfermedades crónicas y una mayor longevidad. Además, las actitudes hacia el envejecimiento y el cuidado de los ancianos también pueden influir en la salud y la longevidad de una población.

En cuanto a los factores climáticos, la exposición a ciertos climas puede afectar la longevidad de las personas. Por ejemplo, las regiones con climas más cálidos y soleados suelen estar asociadas con niveles más altos de vitamina D, lo que puede tener efectos positivos en la salud ósea y en el sistema inmunológico. Por otro lado, los climas fríos pueden presentar desafíos para la salud, como la incidencia de enfermedades respiratorias y la falta de actividad al aire libre, que a su vez pueden afectar la longevidad de la población.

Tanto los factores culturales como los climáticos desempeñan un papel importante en la longevidad humana. Comprender cómo estos factores interactúan y afectan la salud de una población puede proporcionar información valiosa para promover estrategias de bienestar y longevidad en diferentes zonas geográficas.

Factores Adicionales Que Podrían Influir En La Longevidad

El estilo de vida desempeña un papel fundamental en la longevidad de las personas, y este puede variar significativamente según la zona geográfica en la que se habite. En áreas urbanas, el estrés y la vida acelerada pueden influir negativamente en la salud y, por ende, en la longevidad. Por otro lado, en zonas rurales, donde la vida tiende a ser más tranquila y se mantiene un contacto más estrecho con la naturaleza, es posible que los habitantes gocen de una mejor salud y, por lo tanto, vivan más años. Asimismo, el acceso a la atención médica y la calidad de los servicios de salud varían según la región, lo que incide directamente en la esperanza de vida de las personas.

Además, la cultura y las costumbres de cada región tienen un impacto significativo en la longevidad. Por ejemplo, en algunas sociedades orientales, la práctica de actividades como el tai chi o el yoga ha demostrado contribuir a una vida más saludable y duradera. En contraste, en otras regiones, las tradiciones culinarias pueden influir en la salud de la población, ya sea positiva o negativamente, dependiendo de la dieta predominante en cada lugar.

El entorno social y comunitario también juega un papel crucial en la longevidad. En algunas zonas, la presencia de sólidos lazos comunitarios y redes de apoyo puede traducirse en una mayor longevidad, gracias al respaldo emocional y físico que proporcionan a sus miembros. Por el contrario, en áreas donde predominan la soledad y el aislamiento social, es más probable que las personas vean afectada su salud y, por ende, su esperanza de vida.

CAPÍTULO 12: LA SIESTA Y SU IMPACTO: BENEFICIOS DE LAS COSTUMBRES DE DESCANSO EN LA LONGEVIDAD CULTURAL

Importancia De La Longevidad En La Cultura

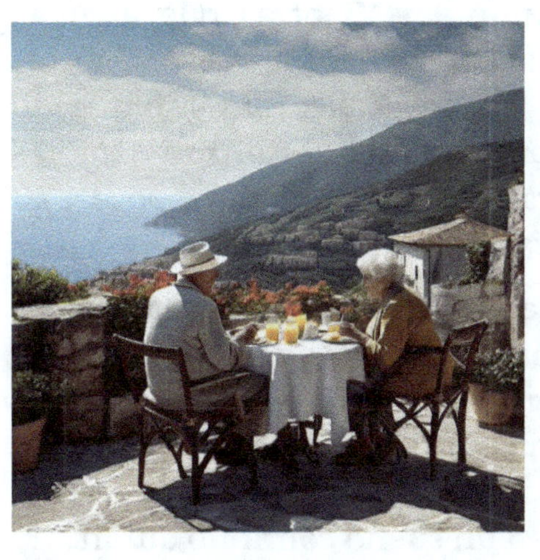

La longevidad ha sido un tema de interés en todas las culturas a lo largo de la historia. La búsqueda de una vida más larga y saludable ha llevado a la adopción de diferentes prácticas y costumbres que buscan mejorar la calidad de vida y prolongar la existencia. **La longevidad no solo es un aspecto individual, sino que también tiene un impacto significativo en la cultura y la sociedad** en su conjunto. Por lo tanto, es fundamental comprender cómo las diferentes culturas abordan y promueven la longevidad para identificar las mejores prácticas y hábitos que puedan contribuir a una vida más larga y saludable.

En la medida en que la longevidad se ha convertido en un tema de interés global, es indispensable explorar las costumbres y prácticas de descanso en diferentes culturas para comprender cómo influyen en la salud y la longevidad de las personas. **La siesta, en particular, ha sido una práctica arraigada en numerosas culturas a lo largo de la historia**, y su impacto en la longevidad es un tema de creciente interés y estudio en la actualidad.

Al analizar las costumbres de descanso en diferentes culturas, es posible identificar patrones y hábitos que podrían contribuir significativamente a la longevidad. La comprensión de estas prácticas culturales puede proporcionar información valiosa sobre cómo mejorar la calidad de vida y fomentar la longevidad en la sociedad actual.

Costumbres De Descanso En Diferentes Culturas

Las costumbres de descanso varían significativamente entre diferentes culturas en todo el mundo. Mientras que algunas sociedades enfatizan la importancia de tomar siestas cortas durante el día, otras priorizan un descanso más prolongado por la noche. La diversidad de prácticas de descanso refleja las diferencias culturales en la valoración del tiempo de reposo y su impacto en la productividad y la salud.

Por ejemplo, **en países como España, Grecia y algunos países de América Latina, la siesta es una parte integral de la rutina diaria. Las personas suelen tomar una pausa para descansar y recargar energías durante la tarde, lo que les permite enfrentar con mayor vitalidad el resto del día.** En contraste, en otras culturas, el enfoque principal puede estar en un sueño continuo durante la noche, con menor énfasis en descansos durante el día.

Estas diferencias en las costumbres de descanso reflejan las diversas perspectivas culturales sobre el equilibrio entre el trabajo, el descanso y la salud. Comprender estas variaciones culturales es fundamental para evaluar el impacto de las diferentes prácticas de descanso en la longevidad y la salud en general.

Impacto De La Siesta En La Longevidad

El impacto de la siesta en la longevidad ha sido objeto de numerosos estudios científicos en las últimas décadas. Si bien los resultados varían, existe evidencia que sugiere que tomar una siesta regularmente puede tener beneficios significativos para la salud y, potencialmente, para la longevidad.

Algunos estudios han demostrado que tomar una siesta corta durante el día puede mejorar la cognición, reducir el estrés y disminuir el riesgo de enfermedades cardiovasculares. Además, la siesta ha sido asociada con una mayor sensación de bienestar y una mejor calidad del sueño, aspectos que son fundamentales para mantener la salud a lo largo de la vida.

Es importante señalar que el impacto de la siesta en la longevidad puede variar según el contexto cultural y los hábitos individuales. Sin embargo, el análisis comparativo de diferentes culturas y sus prácticas de descanso puede proporcionar información valiosa sobre los beneficios de la siesta en la longevidad, lo que podría tener implicaciones significativas para promover estilos de vida más saludables en todo el mundo.

Beneficios De La Siesta En Longevidad

La siesta, esa breve siesta después del almuerzo, es una práctica común en muchas culturas alrededor del mundo. Sin embargo, ¿puede realmente tener un impacto en la longevidad y la salud? Diversos estudios científicos han explorado esto, arrojando luz sobre los posibles beneficios de la siesta en la longevidad.

Según un estudio publicado en la revista científica "Heart", se encontró que aquellas personas que realizaban siestas regularmente tenían un 37% menos de probabilidades de morir

por enfermedades del corazón en comparación con aquellas que no dormían la siesta. Este hallazgo sugiere que la siesta podría desempeñar un papel significativo en la promoción de la salud cardiovascular y, por ende, en la longevidad.

Otro estudio, llevado a cabo por la Universidad de Atenas, descubrió que las personas que tomaban siestas al menos tres veces a la semana mostraban un riesgo hasta un 37% menor de morir por enfermedades del corazón. Estos hallazgos respaldan la idea de que **la siesta podría tener un impacto positivo en la longevidad y la salud en general.**

Estudios Científicos Sobre La Siesta Y La Longevidad

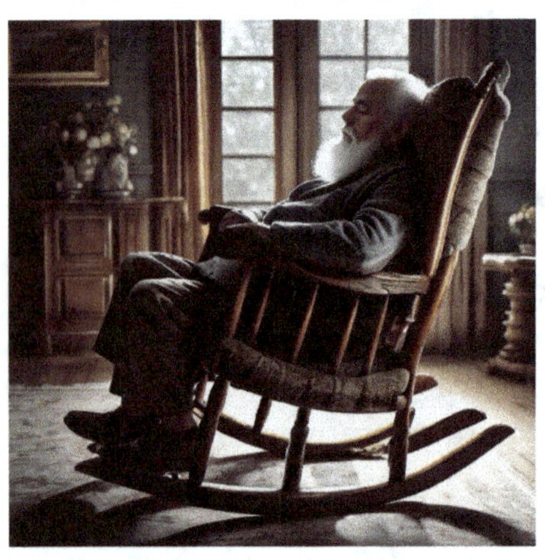

La investigación en torno a la siesta y su relación con la longevidad continúa siendo un tema de interés para la comunidad científica. Estudios adicionales podrían proporcionar una comprensión más profunda de los mecanismos a través de los cuales la siesta podría influir en la longevidad, lo que a su vez podría tener implicaciones significativas en la promoción de la salud y la prevención de enfermedades.

Además, **la siesta ha sido asociada con mejoras en la cognición, el estado de ánimo y la productividad**, todos los cuales son factores que pueden influir en la calidad de vida y, potencialmente, en la longevidad. A medida que se continúe investigando este tema, es probable que se obtengan más datos sobre los posibles beneficios de la siesta en la longevidad y la salud en general.

Comparativa De Hábitos De Descanso: Siesta Vs. No Siesta

Al observar las diferencias en longevidad y salud entre culturas que practican la siesta y aquellas que no lo hacen, se pueden identificar patrones interesantes. Por ejemplo, **en países donde la siesta es una costumbre arraigada, como España y Grecia, se ha observado una longevidad promedio más alta en comparación con países donde la siesta no es una práctica común.**

Si bien existen múltiples factores que influyen en la longevidad, los hábitos de descanso, incluida la siesta, parecen desempeñar un papel importante en la salud y el bienestar a largo plazo. Comprender las diferencias entre las culturas que practican la siesta y aquellas que no, así como los efectos en la longevidad, puede proporcionar información valiosa para promover estilos de vida más saludables.

Factores Culturales Que Influyen En La Percepción De La Siesta

La aceptación y práctica de la siesta varían considerablemente de una cultura a otra, y estos hábitos pueden estar influenciados por una variedad de factores culturales. Por ejemplo, **en algunos países mediterráneos, la siesta se considera una parte integral del estilo de vida, fomentada por el clima cálido y las largas jornadas laborales que hacen que el descanso a mitad del día sea beneficioso tanto para la salud como para la productividad.**

Por otro lado, **en culturas donde la siesta no es una práctica común, como en muchos países occidentales, el énfasis puede estar más en la eficiencia y la productividad laboral.**

La percepción de la siesta también puede estar influenciada por factores individuales, como las rutinas diarias, las demandas laborales y la disponibilidad de tiempo para el descanso durante el día. Estos factores culturales y personales juegan un papel crucial en la forma en que la siesta es percibida y practicada en diferentes partes del mundo, lo que a su vez puede tener implicaciones en la longevidad y la salud de la población.

Consejos Para Integrar La Siesta En La Rutina Diaria

Integrar la siesta en la rutina diaria puede aportar numerosos beneficios para la salud y el bienestar general. Aquí te ofrecemos algunos consejos para aprovechar al máximo este hábito de descanso:

1. **Establece un horario regular:** *Intenta establecer un horario fijo para tomar la siesta, preferiblemente después del almuerzo.* Esto ayudará a que tu cuerpo se acostumbre al descanso y puedas obtener los beneficios de manera más consistente.

2. **Encuentra un lugar tranquilo:** *Busca un lugar tranquilo y cómodo donde puedas relajarte sin interrupciones.* Esto puede ser una habitación, un sofá o incluso una hamaca, siempre y cuando te sientas cómodo y relajado.

3. **Limita la duración:** *Trata de limitar la siesta a unos 20-30 minutos para evitar entrar en un sueño profundo que pueda afectar tu ciclo de sueño nocturno.* Este tiempo es suficiente para obtener un impulso de energía y mejorar la concentración sin sentirte somnoliento al despertar.

4. **Desconéctate:** *Apaga el teléfono celular, la computadora y otros dispositivos electrónicos para reducir las distracciones y facilitar la relajación durante la siesta.* Un ambiente tranquilo y oscuro puede ayudarte a conciliar el sueño más rápidamente.

5. **Experimenta y ajusta:** *Encuentra la duración y el momento que mejor se adapten a tus necesidades.* Algunas personas pueden beneficiarse de siestas más cortas, mientras que otras prefieren un descanso más prolongado. Experimenta con diferentes horarios y duraciones para encontrar lo que funciona mejor para ti.

Historia Y Tradición De La Siesta En Diferentes Culturas

La siesta es una costumbre arraigada en diversas culturas alrededor del mundo, con orígenes históricos que se remontan a siglos atrás. En países como España, Grecia, México, y algunos países del Medio Oriente, la siesta es una práctica común que forma parte de la rutina diaria. En cada una de estas regiones, la siesta tiene sus propias tradiciones y rituales, influenciados por el clima, la cultura y las condiciones de vida.

En España, por ejemplo, la siesta es más que un simple descanso: es un momento sagrado que marca la pausa en la jornada laboral y permite recargar energías para afrontar el resto del día. En Grecia, la "mesimeri" es una tradición similar, donde las tiendas y negocios cierran sus puertas al mediodía para dar paso a un periodo de descanso y relajación. Igualmente en Italia, donde los dueños de negocios cierran al mediodía para regresar a las 5 de la tarde, después de la siesta.

En México, la siesta es conocida como la "hora de la comida", un momento para disfrutar de un almuerzo tranquilo seguido de una breve siesta antes de regresar al trabajo. En el Medio Oriente, la siesta se adapta a las altas temperaturas y se convierte en una costumbre necesaria para sobrellevar el calor del día.

Impacto De La Siesta En La Calidad De Vida

La siesta, una práctica arraigada en muchas culturas alrededor del mundo, ha sido objeto de numerosos estudios que han revelado sus beneficios en la salud física, mental y emocional de las personas. A continuación, exploraremos en detalle la relación entre la siesta y la longevidad, centrándonos en sus impactos en distintos aspectos de la vida cotidiana.

Relación Entre La Siesta Y La Salud Física

La siesta ha demostrado tener efectos positivos en la salud física de las personas, contribuyendo a la reducción del estrés, la disminución de la presión arterial y la mejora en la

función cardiovascular. Durante la siesta, el cuerpo tiene la oportunidad de descansar y recuperarse, lo que puede tener un impacto significativo en la prevención de enfermedades crónicas y el fortalecimiento del sistema inmunológico. Además, diversos estudios han demostrado que tomar siestas regulares está asociado con una reducción del riesgo de enfermedades cardíacas y una mayor longevidad.

En cuanto a la productividad, la siesta ha demostrado contribuir a un mayor rendimiento cognitivo y a una mayor capacidad de concentración y toma de decisiones. Esta práctica permite recargar energías y mejorar el estado de alerta, lo que puede ser beneficioso tanto a nivel personal como profesional.

La siesta no solo tiene beneficios inmediatos en la salud física, sino que también puede tener un impacto significativo en la prevención de enfermedades y en la promoción de una vida más larga y saludable.

Impacto Psicológico Y Emocional De La Siesta En La Longevidad

Además de sus beneficios físicos, la siesta también ha demostrado tener un impacto positivo en la salud mental y emocional. Tomarse un tiempo para descansar durante el día puede ayudar a reducir el estrés, mejorar el estado de ánimo y aumentar la sensación de bienestar general. Esta práctica ha sido asociada con una menor incidencia de depresión, ansiedad y otros trastornos emocionales, lo que puede contribuir a una mayor calidad de vida y, por ende, a una longevidad sana y plena.

La siesta también puede ser un momento para la reflexión, la relajación y la conexión con uno mismo, lo que puede tener efectos positivos en la salud emocional a largo plazo. En culturas donde la siesta es una parte integral de la rutina diaria, se observa una mayor satisfacción con la vida y un menor impacto del estrés en el bienestar general de las personas.

La siesta no solo beneficia la salud física, sino que también puede tener un impacto significativo en la salud mental y emocional, contribuyendo a una mayor longevidad y calidad de vida.

Beneficios Sociales Y Comunitarios De La Siesta En Culturas Longevas

Además de sus beneficios individuales, la siesta también puede tener un impacto positivo en la cohesión social y comunitaria en culturas longevas. En lugares donde la siesta es una práctica común, se observa una mayor integración de las personas en la vida social, así como una mayor valoración del tiempo para el descanso y la relajación.

La siesta puede ser un momento para compartir con la familia, los amigos o la comunidad, lo que fortalece los lazos sociales y contribuye a un sentido de pertenencia y conexión con los demás. Esta dimensión social de la siesta puede tener un impacto significativo en la longevidad, ya que la calidad de las relaciones interpersonales se ha asociado con una mayor salud y bienestar a lo largo de la vida.

La siesta no solo beneficia a nivel individual, sino que también puede tener efectos positivos en la cohesión social y comunitaria, lo que puede contribuir a una mayor longevidad y calidad de vida en culturas donde esta práctica es valorada y fomentada.

CAPÍTULO 13: DIETA Y DESTINO: ANÁLISIS COMPARATIVO DE LA ALIMENTACIÓN EN REGIONES CON ALTA ESPERANZA DE VIDA

Importancia De La Alimentación En La Longevidad

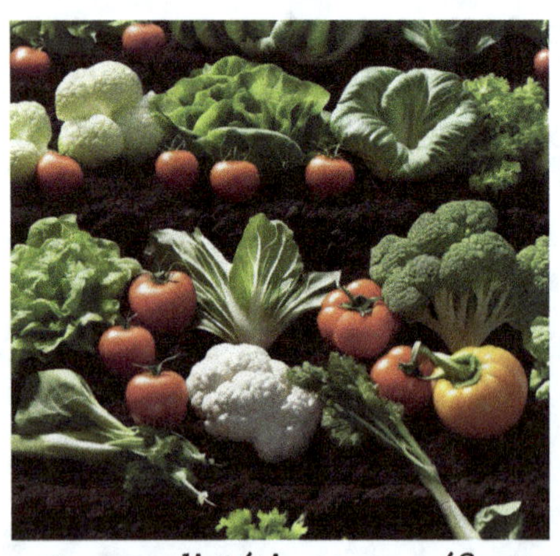

La alimentación desempeña un papel fundamental en la longevidad y la salud en general. **Diversos estudios han demostrado que una dieta equilibrada y rica en nutrientes es esencial para mantener un cuerpo sano y resistente al paso del tiempo.** Las regiones con altos índices de longevidad suelen estar asociadas con patrones dietéticos específicos que han demostrado tener efectos positivos en la salud y la esperanza de vida de sus habitantes.

Los alimentos que componen la dieta diaria no solo

proporcionan los nutrientes necesarios para el funcionamiento óptimo del cuerpo, sino que también pueden tener propiedades protectoras contra enfermedades crónicas y degenerativas. La comprensión de los vínculos entre la alimentación y la longevidad es crucial para identificar prácticas dietéticas que puedan ser adoptadas en otras regiones con el fin de fomentar una vida más larga y saludable.

Al analizar las diferencias en la alimentación entre regiones con alta esperanza de vida, es posible identificar patrones dietéticos comunes que podrían ser clave para comprender los beneficios de ciertos alimentos y hábitos alimenticios en el proceso de envejecimiento.

Factores A Considerar En El Análisis Comparativo

Al realizar un análisis comparativo de la alimentación en regiones con alta esperanza de vida, es fundamental tener en cuenta una serie de factores que pueden influir en los resultados obtenidos. Estos factores incluyen, pero no se limitan a, la disponibilidad de alimentos, los hábitos alimenticios tradicionales, la diversidad de la dieta, los métodos de preparación de alimentos, y el entorno social y cultural en el que se consumen los alimentos.

Además, es importante considerar las diferencias en la incidencia de enfermedades relacionadas con la dieta, como enfermedades cardiovasculares, diabetes y cáncer, y su posible impacto en la longevidad de la población. El análisis comparativo debe abordar estas variaciones para obtener una comprensión completa de cómo la alimentación puede influir en la longevidad en distintas regiones.

El contexto histórico y cultural también desempeña un papel significativo en la forma en que se perciben y seleccionan los alimentos en una comunidad. Por lo tanto, al comparar las prácticas alimenticias, es esencial tener en cuenta estos aspectos para contextualizar adecuadamente las diferencias observadas.

Alimentación Para Longevidad Saludable

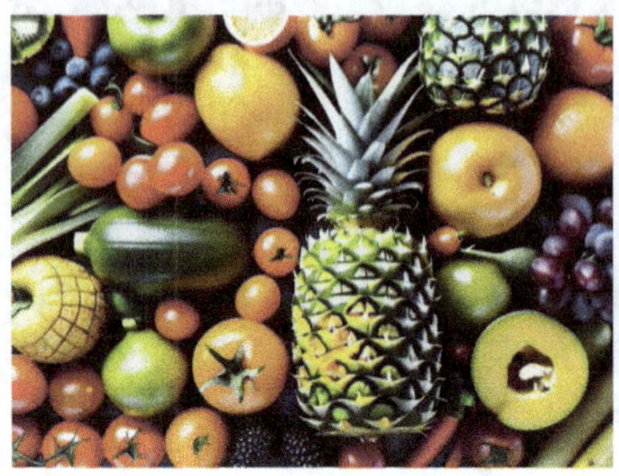

En la búsqueda de una vida más larga y saludable, la relación entre la dieta y la longevidad ha sido un tema de interés constante. Numerosos estudios han demostrado que la alimentación desempeña un papel crucial en la salud y la longevidad, y que ciertos patrones dietéticos pueden influir de manera significativa en la esperanza de vida.

El impacto de la dieta en la longevidad se atribuye a varios factores, incluyendo la reducción del riesgo de enfermedades crónicas, la mejora de la función cognitiva y la promoción de la salud cardiovascular. Los nutrientes esenciales que se obtienen de los alimentos desempeñan un papel fundamental en la prevención de enfermedades y el mantenimiento de la salud en general, lo que a su vez puede contribuir a una vida más larga y saludable.

Además, la dieta también puede influir en la expresión de genes relacionados con la longevidad y la salud. Algunos estudios sugieren que ciertos alimentos y nutrientes pueden activar vías genéticas que promueven la longevidad y la salud celular, lo que destaca la importancia de la alimentación en el proceso de envejecimiento.

Patrones Alimenticios En Regiones Con Alta Esperanza De Vida

Un análisis comparativo de los patrones alimenticios en regiones con alta esperanza de vida, como Okinawa en Japón, Cerdeña en Italia, y Loma Linda en California, revela ciertos elementos comunes que podrían contribuir a su longevidad. **Estas regiones suelen caracterizarse por una dieta rica en alimentos vegetales, con un énfasis en frutas, verduras, legumbres, granos enteros y frutos secos.**

Además, el consumo moderado de proteínas de origen vegetal, como la soja en Okinawa, y de pescado en otras regiones, así como la práctica de la moderación en las comidas, también son rasgos distintivos de estas dietas longevas. La presencia de alimentos fermentados, como el miso en Japón y el queso en Cerdeña, también ha sido asociada con beneficios para la salud y la longevidad.

Estos patrones alimenticios se complementan con un enfoque en la actividad física, las relaciones sociales y otros aspectos del estilo de vida que contribuyen a la salud y la longevidad. La combinación de una dieta saludable con otros factores de estilo de vida puede tener un impacto significativo en la esperanza de vida y la calidad de vida en estas regiones.

Alimentos Clave Para Una Vida Más Larga Y Saludable

Algunos alimentos han sido identificados como especialmente beneficiosos para la longevidad y la salud. Por ejemplo, **las bayas, ricas en antioxidantes y compuestos antiinflamatorios, han sido asociadas con la prevención de enfermedades crónicas y el envejecimiento saludable.** Del mismo modo, **el consumo regular de pescado rico en ácidos grasos omega-3 se ha relacionado con la salud cardiovascular y la longevidad.**

Las legumbres, incluyendo los frijoles, lentejas y garbanzos, son una fuente importante de proteínas, fibras y otros nutrientes que han demostrado beneficios para la salud metabólica y la longevidad. Por otro lado, **las nueces y las semillas, ricas en ácidos grasos saludables, proteínas y otros nutrientes esenciales**, también se consideran alimentos clave para una vida más larga y saludable.

La relación entre la dieta y la longevidad es un área de investigación en constante desarrollo, pero la evidencia existente sugiere que una alimentación basada en alimentos vegetales, proteínas magras, grasas saludables y nutrientes esenciales puede contribuir significativamente a una vida más larga y saludable.

Variaciones Culturales En La Alimentación Para Longevidad

La variación en la alimentación entre regiones con alta esperanza de vida es un tema fascinante que nos permite explorar cómo diferentes culturas abordan la nutrición para promover la longevidad y la salud. Por ejemplo, en Okinawa, Japón, la dieta se centra en vegetales, pescado y arroz, con un énfasis particular en la moderación y la variedad de alimentos. Por otro lado, en la región mediterránea, **la dieta mediterránea es conocida por su énfasis en aceite de oliva, pescado, legumbres, frutas y verduras, lo que ha sido asociado con bajos niveles de enfermedades cardíacas y una alta esperanza de vida.**

En contraste, **la dieta de los habitantes de Loma Linda, California, conocidos por su longevidad, se basa en alimentos vegetales, granos enteros y nueces, con un enfoque en la simplicidad y la moderación.** Estas variaciones culturales en la alimentación para la longevidad ofrecen una rica fuente de información para comprender cómo diferentes enfoques dietéticos pueden contribuir a una vida larga y saludable.

El análisis comparativo de estas dietas nos permite examinar los patrones comunes y las diferencias significativas en la alimentación, así como comprender cómo ciertos alimentos y prácticas alimenticias pueden influir en la longevidad y la salud en diferentes contextos culturales. Al estudiar estas variaciones, podemos obtener valiosas lecciones sobre cómo adaptar nuestras propias elecciones alimenticias para promover la longevidad y el bienestar en nuestra propia vida.

Análisis Comparativo De La Alimentación En Regiones Longevas

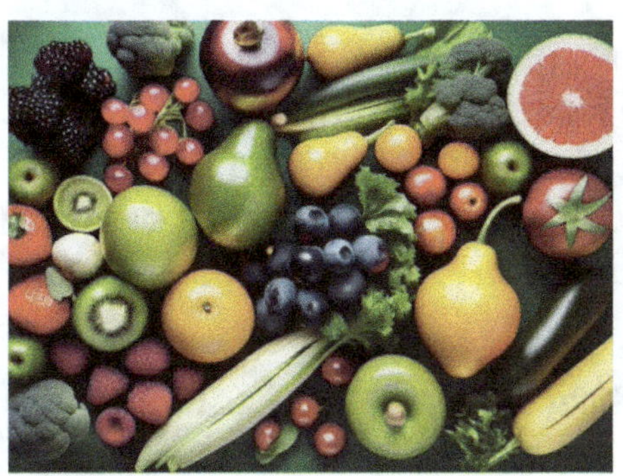

En el estudio de la longevidad, la alimentación juega un papel fundamental. Diferentes regiones del mundo han sido objeto de análisis en relación a la conexión entre la alimentación y la longevidad. *A continuación, se presenta un análisis comparativo de la alimentación en tres regiones con alta esperanza de vida, con el objetivo de comprender mejor cómo los hábitos alimenticios pueden contribuir a una vida más larga y saludable.*

Región A: Alimentación Y Longevidad

En la región A, la alimentación tradicional **se caracteriza por un alto consumo de vegetales de hoja verde, legumbres, frutas frescas, pescado y aceite de oliva. Estos alimentos son ricos en antioxidantes, ácidos grasos omega-3 y otros nutrientes esenciales** que han sido asociados con la reducción del riesgo de enfermedades cardiovasculares, diabetes y ciertos tipos de cáncer.

Además, **la región A tiene una cultura arraigada de consumo moderado de vino tinto durante las comidas, lo que ha sido objeto de estudios en relación a sus posibles beneficios para la salud cardiovascular y la longevidad**. La combinación de una alimentación rica en nutrientes y el consumo moderado de vino tinto podría ser un factor determinante en la longevidad de esta región.

La dieta de la región A se caracteriza por su alta calidad nutricional, basada en **alimentos frescos, naturales** y ricos en antioxidantes, lo que podría contribuir a la longevidad y a una mejor calidad de vida en la población.

Región B: Alimentación Y Longevidad

En contraste con la región A, la alimentación en la región B se basa en una **dieta principalmente vegetariana, compuesta por una amplia variedad de legumbres, granos enteros, frutas, verduras y frutos secos.** Esta dieta está asociada con niveles más bajos de enfermedades crónicas como la obesidad, enfermedades cardíacas y diabetes tipo 2.

Además, en la región B se ha observado un **bajo consumo de alimentos procesados y azúcares refinados, lo que contribuye a mantener niveles de glucosa en sangre estables y a reducir el riesgo de enfermedades metabólicas.** El énfasis en alimentos de origen vegetal y la exclusión de productos de origen animal podrían estar relacionados con los altos índices de longevidad en esta región.

La dieta predominantemente vegetariana de la región B, rica en **alimentos integrales y baja en productos procesados,** podría ser un factor determinante en la longevidad y la salud de la población.

Región C: Alimentación Y Longevidad

En la región C, la alimentación se basa en una dieta mediterránea, similar a la de la región A, con un **alto consumo de aceite de oliva, pescado, legumbres, frutas y verduras frescas.** Esta dieta ha sido asociada con la reducción del riesgo de enfermedades crónicas y una mayor longevidad.

Además, en la región C, se destaca el **consumo regular de productos lácteos fermentados, como el yogur, que aportan probióticos beneficiosos para la salud intestinal.** La conexión entre la salud del microbioma intestinal y la longevidad ha sido objeto de interés en la investigación científica, y el consumo habitual de alimentos fermentados podría jugar un papel en la longevidad de esta región.

La dieta mediterránea de la región C, con su énfasis en **alimentos frescos, pescado, aceite de oliva y productos lácteos fermentados**, podría ser un factor clave en la longevidad y la salud de la población.

Región D: Alimentación Y Longevidad

La región D, ubicada en el continente Y, ha llamado la atención de los investigadores debido a su alta esperanza de vida y bajos índices de enfermedades crónicas. La alimentación en esta región se caracteriza por su enfoque en ingredientes frescos y naturales, con énfasis en una dieta basada en plantas. **Las frutas, verduras, granos enteros, legumbres, frutos secos y semillas son la base de la alimentación diaria, proporcionando una amplia gama de nutrientes y antioxidantes que han demostrado beneficios para la salud a largo plazo.**

Además, la región D tiene una tradición arraigada de **consumo moderado de proteínas animales, con énfasis en pescado y aves de corral, en lugar de carnes rojas.** Esta combinación de ingredientes frescos, plantas y proteínas magras ha demostrado tener efectos positivos en la prevención de enfermedades cardiovasculares, diabetes tipo 2 y otros trastornos relacionados con la edad, contribuyendo así a la longevidad y la salud en general.

La cultura alimentaria en la región D también promueve la práctica de comer en compañía y de forma pausada, lo que no solo fomenta la socialización y el bienestar emocional, sino que también contribuye a una mejor digestión y asimilación de nutrientes. Esta combinación de factores dietéticos y sociales ha generado un modelo alimentario que parece estar asociado con una mayor longevidad y una mejor calidad de vida en la región.

CAPÍTULO 14: LA DIETA MEDITERRÁNEA FRENTE A LA DIETA OCCIDENTAL: IMPACTO EN LA LONGEVIDAD Y SALUD

¿Qué Es La Dieta Mediterránea?

La dieta mediterránea es un patrón alimenticio rico en frutas, verduras, aceite de oliva, pescado y frutos secos, característico de las regiones mediterráneas.

Origen Y Características De La Dieta Mediterránea

La dieta mediterránea, originaria de las regiones que bordean el Mar Mediterráneo, se basa en el consumo abundante de frutas, verduras, legumbres, frutos secos, pescado y aceite de oliva. Este patrón alimenticio se caracteriza por su enfoque en **ingredientes frescos y naturales**, así como por el consumo moderado de vino tinto. La dieta mediterránea se fundamenta en la tradición culinaria de países como Grecia, Italia, España y el sur de Francia, y ha sido reconocida por sus beneficios para la salud cardiovascular y la longevidad.

Un aspecto fundamental de la dieta mediterránea es la presencia

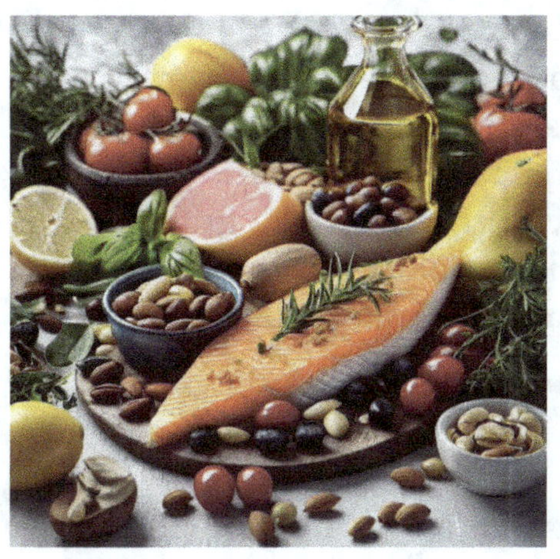

destacada de ácidos grasos monoinsaturados, presentes en el aceite de oliva, que han sido vinculados a la reducción del riesgo de enfermedades cardíacas y a una mayor esperanza de vida. Además, **el énfasis en alimentos ricos en antioxidantes, como las frutas y verduras**, contribuye a la protección contra el estrés oxidativo y el envejecimiento celular.

La dieta mediterránea no solo se trata de la selección de alimentos, sino también de un estilo de vida que incorpora la actividad física regular, las comidas en compañía y la apreciación de alimentos frescos y de temporada. Este enfoque integral es una de las razones por las que la dieta mediterránea ha sido asociada con una mayor longevidad y bienestar general.

Elementos Clave De La Dieta Occidental

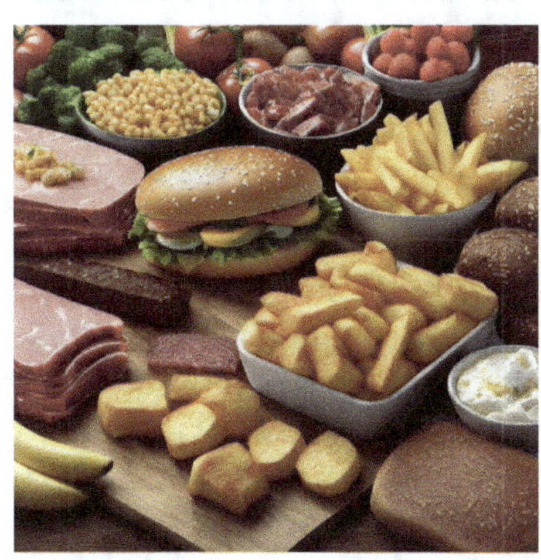

En contraste, **la dieta occidental se caracteriza por un mayor consumo de alimentos procesados, carnes rojas, azúcares añadidos y grasas saturadas.** Este patrón alimenticio ha surgido en gran parte de Europa, Norteamérica y Australia, y ha experimentado un aumento significativo en la adopción de alimentos ultraprocesados y comidas rápidas en las últimas décadas.

La dieta occidental tiende a carecer de la diversidad y la frescura de ingredientes que se encuentran en la dieta mediterránea. En lugar de eso, **se basa en alimentos con alto contenido de calorías vacías, como los refrescos azucarados, los snacks altos en grasas y los productos de panadería ricos en azúcares y grasas trans. Este enfoque alimenticio ha sido asociado con un mayor riesgo de obesidad, enfermedades crónicas y una disminución en la esperanza de vida.**

Además, **la dieta occidental tiende a promover hábitos alimenticios menos saludables, como el consumo excesivo de carnes procesadas y frituras, así como la disminución en la ingesta de frutas, verduras y pescado.** Estos patrones dietéticos han sido identificados como factores de riesgo para enfermedades cardíacas, diabetes tipo 2 y ciertos tipos de cáncer, lo que resalta la importancia de comprender cómo la elección de alimentos puede influir en la longevidad y la salud.

Impacto De La Alimentación En La Longevidad

La influencia de la alimentación en la longevidad es innegable, y la comparación entre la dieta mediterránea y la dieta occidental ofrece una perspectiva esclarecedora. **Estudios han demostrado que aquellos que siguen la dieta mediterránea tienden a tener una menor incidencia de enfermedades crónicas y una mayor esperanza de vida en comparación con aquellos que siguen la dieta occidental.**

El énfasis en ingredientes frescos, alimentos ricos en nutrientes y grasas saludables en la dieta mediterránea ha sido identificado como un factor clave en la promoción de la salud cardiovascular, la reducción del riesgo de enfermedades crónicas y el aumento de la longevidad. Por el contrario, la dieta occidental, con su énfasis en alimentos ultraprocesados, grasas saturadas y azúcares añadidos, ha sido asociada con un mayor riesgo de obesidad, diabetes tipo 2 y enfermedades cardiovasculares, lo que puede tener un impacto negativo en la longevidad y la calidad de vida.

Al comprender las diferencias entre estos dos patrones alimenticios, podemos apreciar cómo la elección de alimentos puede influir significativamente en la longevidad y la salud a largo plazo. La adopción de prácticas dietéticas basadas en la variedad, la frescura y la calidad de los ingredientes puede servir como un pilar fundamental para promover una vida más larga y saludable.

Dieta Mediterránea: Fundamentos Y Beneficios

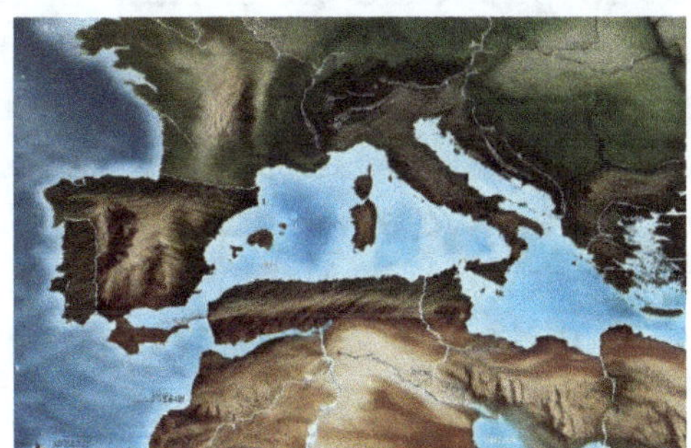

La dieta mediterránea es un patrón alimenticio tradicional de las regiones que bordean el Mar Mediterráneo, como Grecia, Italia y España. Se caracteriza por ser rica en frutas, verduras, legumbres, frutos secos, pescado y aceite de oliva, y moderada en el consumo de vino tinto. Este modelo dietético se centra en alimentos frescos y no procesados, con énfasis en la ingesta de grasas saludables, como los ácidos grasos monoinsaturados presentes en el aceite de oliva.

Además, **la dieta mediterránea incluye una baja ingesta de carne roja, azúcares agregados y alimentos procesados. Se fundamenta en el consumo regular de productos ricos en antioxidantes, vitaminas y minerales**, lo que la convierte en una opción nutricionalmente equilibrada y beneficiosa para la salud cardiovascular y cerebral.

La combinación de estos principios, junto con la práctica de actividad física regular, ha sido asociada con beneficios significativos para la salud, incluyendo la reducción del riesgo de enfermedades crónicas como la diabetes tipo 2, enfermedades cardíacas y ciertos tipos de cáncer.

Estudios Científicos Sobre La Relación Entre La Dieta Mediterránea Y La Longevidad

Investigaciones científicas han demostrado de forma consistente que la adherencia a la dieta mediterránea se asocia con una mayor longevidad y una mejor calidad de vida en la vejez. Un estudio publicado en el New England Journal of Medicine encontró que aquellos que siguieron de cerca este patrón dietético experimentaron una reducción del 9% en el riesgo de muerte por enfermedad cardiovascular. Asimismo, se observó un impacto positivo en la prevención de enfermedades neurodegenerativas, como el Alzheimer y el Parkinson, lo que sugiere que la dieta mediterránea puede contribuir a la preservación de la función cognitiva en edades avanzadas.

Otro estudio, realizado por el Instituto Nacional de Investigación sobre Alimentación y Nutrición en España, reveló que **los individuos que siguieron una dieta mediterránea enriquecida con aceite de oliva virgen experimentaron una reducción del 30% en la incidencia de eventos cardiovasculares mayores en comparación con los participantes que siguieron una dieta baja en grasas.** Estas evidencias respaldan la influencia positiva de la dieta mediterránea en la longevidad y la salud.

La investigación científica respalda de manera inequívoca los beneficios de la dieta mediterránea en la promoción de la longevidad y el bienestar, lo que la posiciona como un modelo dietético altamente favorable para la salud a lo largo de la vida.

Importancia De La Dieta Mediterránea En La Prevención De Enfermedades Relacionadas Con La Longevidad

Los componentes de la dieta mediterránea, rica en antioxidantes, ácidos grasos omega-3 y fibra, han demostrado tener efectos antiinflamatorios, protegiendo el sistema

cardiovascular, reduciendo el estrés oxidativo y mejorando la salud cerebral. Además, el consumo moderado de vino tinto, rico en polifenoles, también se asocia con beneficios para la salud cardiovascular y la longevidad.

Estudios epidemiológicos han revelado que las poblaciones que siguen la dieta mediterránea como parte de su estilo de vida tienen una mayor esperanza de vida y una menor incidencia de enfermedades crónicas relacionadas con la longevidad en comparación con aquellas que siguen una dieta occidental típica, caracterizada por un alto consumo de alimentos procesados, carnes rojas, grasas saturadas y azúcares añadidos.

Dieta Occidental: Efectos En La Salud Y Longevidad

La dieta occidental, caracterizada por un alto consumo de alimentos procesados, azúcares añadidos, grasas saturadas y carnes rojas, se ha asociado con múltiples factores de riesgo que impactan negativamente en la longevidad y la salud en general. Estos factores incluyen la obesidad, la diabetes tipo 2, enfermedades cardiovasculares, hipertensión y algunos tipos de cáncer. El exceso de calorías, el bajo consumo de frutas, verduras y fibra, y la alta ingesta de grasas trans contribuyen a la aparición de estas condiciones, lo que a su vez afecta la longevidad de forma significativa.

Además, la dieta occidental suele estar relacionada con un estilo de vida sedentario, lo que conlleva a un mayor riesgo de enfermedades crónicas y a una menor expectativa de vida. La combinación de una mala alimentación, la falta de actividad física y el estrés inherente a la vida moderna hacen de la dieta occidental un factor determinante en la disminución de la longevidad de la población.

La dieta occidental promueve una serie de factores de riesgo que inciden de manera negativa en la longevidad, convirtiéndola en un componente crítico a considerar en el estudio de la esperanza de vida de una población.

Estudios Epidemiológicos Sobre La Relación Entre La Dieta Occidental Y La Longevidad

Investigaciones epidemiológicas han demostrado de manera consistente que la dieta occidental se asocia con un incremento en la mortalidad prematura y una reducción en la longevidad. Estudios de cohortes a largo plazo han revelado que aquellos individuos que siguen patrones de alimentación propios de la dieta occidental tienen una mayor probabilidad de desarrollar enfermedades crónicas y una menor expectativa de vida en comparación con aquellos que siguen dietas más saludables, como la mediterránea.

Los datos epidemiológicos recabados a lo largo de décadas han evidenciado que la dieta occidental está directamente relacionada con un aumento en la incidencia de enfermedades cardiacas, diabetes tipo 2 y algunos tipos de cáncer, lo que se traduce en una disminución en la longevidad y una peor calidad de vida. Estas evidencias respaldan la importancia de la alimentación en el estudio de la longevidad y la salud, resaltando los efectos perjudiciales de la dieta occidental en la población.

Los estudios epidemiológicos han establecido una clara relación entre la dieta occidental y la reducción en la longevidad, proporcionando una base sólida para comprender el impacto de la alimentación en la esperanza de vida de las personas.

Consecuencias De La Dieta Occidental En La Esperanza De Vida Y Calidad De Vida En La Vejez

La dieta occidental, caracterizada por un alto consumo de alimentos procesados, azúcares refinados, grasas saturadas y carnes rojas, ha sido asociada con varias consecuencias negativas para la esperanza de vida y la calidad de vida en la vejez. Estudios epidemiológicos han demostrado que la adherencia a la dieta occidental se relaciona con un mayor riesgo de enfermedades crónicas como la obesidad, la diabetes tipo 2, enfermedades cardíacas y ciertos tipos de cáncer. Estas enfermedades crónicas, a su vez, impactan negativamente la esperanza de vida y la calidad de vida en la vejez, ya que aumentan la probabilidad de discapacidad y disminuyen la capacidad funcional de los individuos.

La dieta occidental no solo afecta la esperanza de vida, sino que también influye en la calidad de vida en la vejez al aumentar la probabilidad de enfermedades crónicas y limitar la salud funcional de las personas mayores.

Impacto En La Longevidad Y Salud

La dieta desempeña un papel crucial en la longevidad y la salud. Diferentes patrones alimentarios han sido objeto de estudio para comprender su impacto en la esperanza de vida y la prevención de enfermedades crónicas. En este sentido, la dieta mediterránea y la dieta occidental representan dos enfoques contrastantes que han captado la atención de la comunidad científica y de los defensores de la salud en todo el mundo.

Factores Determinantes En La Longevidad Relacionados Con La Dieta

La dieta mediterránea, caracterizada por un alto consumo de frutas, verduras, cereales integrales, legumbres, pescado y aceite de oliva, ha sido asociada con una serie de beneficios para la salud, incluyendo la reducción del riesgo de enfermedades cardiovasculares, cáncer y deterioro cognitivo.

Los estudios epidemiológicos han demostrado que la dieta mediterránea está vinculada a una mayor longevidad, en comparación con la dieta occidental. La combinación de alimentos frescos, ricos en antioxidantes y ácidos grasos saludables, junto con un estilo de vida activo, parece ser un factor determinante en la reducción de la mortalidad y la promoción de un envejecimiento saludable.

Además, la dieta mediterránea se asocia con una menor incidencia de enfermedades degenerativas relacionadas con la edad, lo que respalda su papel en la promoción de la longevidad y la calidad de vida en la vejez.

Recomendaciones Para Una Alimentación Que Promueva La Longevidad Y La Salud

Basándonos en la evidencia científica disponible, es recomendable promover un patrón alimentario inspirado en la dieta mediterránea, que incluya un **consumo regular de frutas, verduras, frutos secos, pescado, aceite de oliva y legumbres. Reducir la ingesta de carnes rojas, alimentos ultraprocesados, azúcares añadidos y grasas trans** también se considera fundamental para mantener la salud a largo plazo.

La incorporación de estos alimentos y la eliminación o reducción de aquellos asociados con un mayor riesgo de enfermedades crónicas, pueden contribuir significativamente a la promoción de la longevidad y a la prevención de condiciones que afectan la calidad de vida en la vejez. Es importante destacar que la adopción de estos hábitos alimentarios debe ir acompañada de un estilo de vida activo y equilibrado para maximizar sus beneficios para la salud.

Consideraciones Prácticas Para La Adopción De La Dieta Mediterránea En La Sociedad Actual

A pesar de los beneficios demostrados de la dieta mediterránea, su adopción a nivel poblacional presenta desafíos en la sociedad actual. Factores como la disponibilidad y accesibilidad de los alimentos, los patrones culturales y las preferencias individuales pueden influir en la capacidad de las personas para seguir este patrón alimentario.

Por lo tanto, es fundamental implementar estrategias a nivel comunitario y políticas de salud pública que fomenten la disponibilidad de alimentos frescos y saludables, eduquen sobre las ventajas de la dieta mediterránea y promuevan su adopción a través de programas de alimentación escolar, campañas de concientización y políticas que regulen la publicidad y el etiquetado de alimentos.

Además, es necesario brindar apoyo y recursos a nivel individual, incluyendo educación alimentaria, asesoramiento nutricional y opciones asequibles para que las personas puedan incorporar la dieta mediterránea en su vida diaria de manera sostenible.

Importancia De La Dieta En La Longevidad Y La Salud

Es importante que la población en general comprenda la influencia directa que tiene la alimentación en la longevidad y la salud, y que tome decisiones informadas para adoptar patrones alimenticios que fomenten un envejecimiento saludable y activo.

Implicaciones De Adoptar Hábitos Alimenticios Basados En La Dieta Mediterránea

Se ha observado que las personas que siguen la dieta mediterránea tienden a tener una mejor calidad de vida en la vejez, con menor deterioro cognitivo y menor riesgo de discapacidad funcional. Los beneficios de esta dieta van más allá de la longevidad, impactando positivamente en la salud integral de las personas.

La incorporación de alimentos frescos, la preferencia por las grasas saludables y el consumo moderado de vino tinto, son elementos característicos de la dieta mediterránea que han demostrado contribuir a una mayor longevidad y bienestar. Promover la adopción de estos hábitos alimenticios resulta crucial para mejorar la salud a largo plazo.